重庆市沙坪坝区科学技术委员会科普资助项目

音乐治疗
——奏响健康的旋律

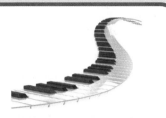

主 编 范 尧

副主编 唐 珊 卢 望

编 委（按姓氏笔画排序）

王 旭 王芳菲 尹誉霏 卢 望

张晓颖 范 尧 林 敏 罗 婷

周明芳 赵越迪 唐 珊

U0295000

人民卫生出版社

图书在版编目（CIP）数据

音乐治疗：奏响健康的旋律 / 范尧主编 . —北京：
人民卫生出版社，2019
ISBN 978-7-117-28179-9

Ⅰ.①音…　Ⅱ.①范…　Ⅲ.①音乐疗法　Ⅳ.
①R454.3

中国版本图书馆 CIP 数据核字（2019）第 033359 号

人卫智网　**www.ipmph.com**	医学教育、学术、考试、健康， 购书智慧智能综合服务平台	
人卫官网　**www.pmph.com**	人卫官方资讯发布平台	

音 乐 治 疗
——奏响健康的旋律

主　　编：范　尧
出版发行：人民卫生出版社（中继线 010-59780011）
地　　址：北京市朝阳区潘家园南里 19 号
邮　　编：100021
E - mail：pmph @ pmph.com
购书热线：010-59787592　010-59787584　010-65264830
印　　刷：北京顶佳世纪印刷有限公司
经　　销：新华书店
开　　本：710×1000　1/16　　印张：12
字　　数：215 千字
版　　次：2019 年 4 月第 1 版　2019 年 4 月第 1 版第 1 次印刷
标准书号：ISBN 978-7-117-28179-9
定　　价：59.00 元
打击盗版举报电话：**010-59787491**　**E-mail：WQ @ pmph.com**
（凡属印装质量问题请与本社市场营销中心联系退换）

前　言

音乐治疗是集音乐、医学、心理学、教育学等为一体的综合性学科，是一门为人类身心健康服务的学科。近年来，音乐治疗的科学研究与临床应用都有快速的发展。医学、心理学与特殊教育等领域中的音乐治疗普及率逐步升高，普通民众及相关领域的专家学者对音乐治疗的接受度也日益增加。但是国内的音乐治疗著作较少，且鲜有各领域中音乐治疗的案例介绍，尚不能满足人们更深入了解音乐治疗的需求。

本书内容包括音乐治疗基础知识（第1章）、音乐治疗临床实践（第2~6章）和常见音乐治疗乐器（附录）。音乐治疗临床实践包括孕产期音乐治疗、特殊儿童音乐治疗、神经学音乐治疗、精神障碍音乐治疗和音乐心理治疗；每一章先介绍该领域的相关知识，再呈现2~3个临床实践案例，同时结合图片、曲谱和表格，力求展现音乐治疗的独特魅力以及在不同领域中的重要作用。本书既可作为普通大众的科普读物，也可以作为专业人员的参考读物。

本书在编写过程中，承蒙重庆医科大学钟朝晖教授、赵勇教授、张勇副教授、吴晓蓉副教授以及中央音乐学院陈洛婷副教授的悉心指导，同时也得到了编写者所在单位的大力支持，此外编者还广泛地参考了有关专家学者的教材、专著与论文等资料，在此一并致以最诚挚的谢意！

限于时间原因与编写水平，本书难免存在不足之处，诚望广大专家、学者及读者的批评指正。您可通过邮箱（yinyuezhiliao@outlook.com）与编写组取得联系，以便我们改正。

主编　范尧

2018 年 8 月

目 录

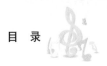

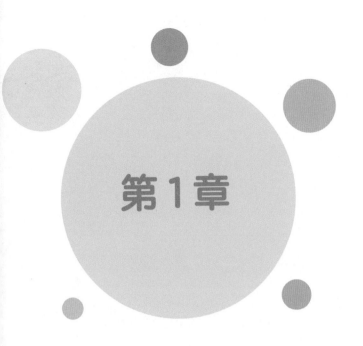

第1章

音乐治疗基础知识
——揭开神秘的面纱

音乐,可以架起人与人之间、人与世界之间的桥梁;音乐,可以跨越语言、种族以及时空的鸿沟;音乐,可以塑造人类美好的心灵、促进人类丰富的情感。音乐,普遍渗透到人们的日常生活,广泛作用于人们的身心健康。本章将揭开音乐治疗的神秘面纱,探究音乐治疗的发展、概念、流程、流派和方法。

1.1 音乐治疗的发展

"音乐作为治疗手段"（music as therapy）和"在治疗中运用音乐"（music in therapy）的历史源远流长。《黄帝内经》中记载了 5000 年前一位叫苗父的医师用音乐来治疗疾病的故事；在西方的原始社会，巫师也曾用音乐驱赶幽灵和魔鬼，以期达到治疗疾病的目的。进入文明史后，巴比伦文化、古希腊文化、中世纪与文艺复兴时期以及中国古代文化中都能找到音乐治疗的相关记载。但是，音乐治疗（music therapy）的学科建设、专业发展与行业规范始于 20 世纪40 年代。

1.1.1 国外音乐治疗

1940 年，美国第一个音乐治疗培训项目成立。1944 年，美国密歇根州立大学（Michigan State University）开设了首个音乐治疗专业[1]。1950 年，音乐治疗全美协会（National Association for Music Therapy）成立；1971 年，音乐治疗美国协会（American Association for Music Therapy）成立；1998 年，两个机构合并成为美国音乐治疗协会（American Music Therapy Association, AMTA），并被公认为最具权威性的音乐治疗学术机构。1983 年，音乐治疗师资格认证机构（Certification Board for Music Therapists, CBMT）在美国成立，该机构正式制定了《音乐治疗师考核标准》，进一步推进美国音乐治疗行业的规范化进程，使注册音乐治疗师（Music Therapist–Board Certified, MT–BC）的执业能力得到了保障和认同。如今，音乐治疗在美国已发展成为比较成熟的学科，近 80 所大学受美国音乐治疗协会认证，开设音乐治疗专业，约 6500 名注册音乐治疗师在各类医院、特殊教育学校、心理咨询所、社区等机构开展音乐治疗工作。

加拿大音乐治疗协会（Canadian Association for Music Therapy, CAMT）成立于 1983 年，其音乐治疗师考核体系沿袭了美国模式。首先，学生需要获得本科或本科以上的音乐治疗学位（该学位的授予机构必须是加拿大或美国音乐治疗协会认证名单中的高校），并完成 1000 小时以上的全日制实习。然后，该学生方可申请美国注册音乐治疗师认证考试，通过后即可获得美国注册音乐治疗师资格认证，同时可以换取加拿大注册音乐治疗师资格证（music therapists accredited, MTA）[2]。

英国音乐治疗的蓬勃发展从 20 世纪 50 年代末期开始。1958 年，英国音乐疗法学会（British Society for Music Therapy）成立；1976 年，职业音乐治疗师协会（Association of Professional Music Therapists）成立；2011 年，英国音乐治疗协会（British Association for Music Therapy, BAMT）正式成立，整合并替代了之前的两个机构，并且多次主持召开国际音乐治疗大会。

在日本，19 世纪 70 至 80 年代先后成立了临床音乐治疗协会（Clinical Music Therapy Association）和生物音乐协会（Bio-Music Association）；1995 年，两个协会合二为一；2001 年正式更名为日本音乐治疗协会（Japanese Music Therapy Association, JMTA）。截至 2013 年，据官方统计，日本音乐治疗协会约有 2400 名注册音乐治疗师。

在德国、意大利、新加坡等国，音乐治疗也得到迅速发展。1985 年，世界音乐治疗联合会（World Federation of Music Therapy, WFMT）在意大利热那亚成立，是国际性的无盈利组织。它通过信息共享、专业性合作和丰富的活动，将致力于发展和促进音乐治疗全球化的组织和个人联合在一起，以推动音乐治疗在全球的发展。它的成员有音乐治疗组织、音乐治疗培训项目、音乐治疗师和音乐治疗相关人士[3]。

1.1.2　国内音乐治疗

中国当代音乐治疗始于 1980 年，美国亚利桑那州立大学（Arizona State University）人文学院的刘邦瑞副教授在中央音乐学院做了"音乐治疗学问题"的专题讲座，为中国音乐治疗的研究和实践打开了一扇崭新的大门[4]。1989 年，中国音乐治疗学会（Chinese Music Therapy Association, CMTA）成立，设秘书处于北京回龙观医院。

如今，音乐治疗在中国已得到广泛应用与发展，越来越多的医院及机构开展了音乐治疗临床实践与科学研究。北京回龙观医院，是中国精神科领域最早开展音乐治疗实践及研究的单位。中国康复研究中心的音乐治疗中心，是国内首家于三甲综合医院正式成立的集临床、教学、科研于一体的康复医学音乐治疗机构。无锡市同仁（国际）康复医院，致力于多学科合作为特色的神经音乐治疗、身体取向心理治疗的临床实践与研究。重庆医科大学附属第三医院和附属大学城医院，开展了妇产音乐治疗与精神科疾病音乐治疗。此外，国内相关机构（高天音乐治疗中心、洛晔林音乐治疗工作室等）也开展了音乐治疗的临床实践与培训督导。

中国的音乐治疗教育始于上世纪末。1999 年，中央音乐学院开始招收音乐治疗专业硕士研究生。2003 年，中央音乐学院开设音乐治疗本科专业，开始对外招生；同年，首都师范大学音乐学院开设音乐心理与治疗专业。此后，上海音乐学院、武汉音乐学院、四川音乐学院、江西中医药大学、山东艺术学院等十多所高校相继开设了音乐治疗专业。音乐治疗的选修课程也在医学院校（重庆医科大学等）、师范大学（重庆师范大学等）开设，中国台湾和香港地区的多所高校（如台北师范学院、辅仁大学、香港大学、香港浸会大学等）也开设了音乐治疗课程。

中国的音乐治疗，已经进入了全面发展的新纪元。

1.2　音乐治疗的含义

1.2.1　音乐治疗的概念

音乐治疗作为新兴学科，其概念尚未形成统一观点。国内外的学术团体、专家、学者、辞书等对音乐治疗的界定都不尽相同。

美国音乐治疗协会（AMTA）认为，音乐治疗是注册音乐治疗师运用临床和循证的音乐治疗方法，在治疗关系中帮助治疗对象实现个性化目标的过程[5]。

英国音乐治疗协会（BAMT）认为，音乐治疗是一种已确立的心理和临床的干预手段，注册音乐治疗师运用这些干预手段，通过支持治疗对象的心理、情绪、认知、生理、交流和社会的需求，帮助受到伤害、疾病和残障影响的人群[6]。

加拿大音乐治疗协会（CAMT）认为，音乐治疗是注册音乐治疗师在治疗关系中有目的性地使用音乐来支持治疗对象的发展，提高其身心健康水平。音乐治疗师需要在安全和符合伦理的前提下，使用音乐来满足治疗对象在认知、交流、情绪、音乐、生理、社会和精神领域的需求[7]。

世界音乐治疗联合会（WFMT）从更广义的范畴来定义音乐治疗：专业人员在医学的、教育的和日常的环境中运用音乐和音乐元素，帮助个体、团体、家庭和社区等对象优化生活质量，提高生理、社会、沟通、情绪、智力、精神健康水平以及提升整体幸福感[8]。

前美国治疗协会主席、美国天普大学（Temple University）教授布鲁夏（Kenneth E. Bruscia）在 1989 年提出：音乐治疗是一个系统的干预过程，在这个过程中，治疗师运用各种形式的音乐体验以及在治疗过程中发展起来的作为治疗动力的治疗关系，来帮助治疗对象提升其健康水平[9]。布鲁夏在 2014 年又提出：音乐治疗是一个相互影响的过程，在这个过程中音乐治疗师运用不同层次和维度的音乐体验，以及在其中形成的治疗关系（作为改变的推动力），尽可能帮助治疗对象提升其健康水平[10]。

中国的学者们也表达了自己对音乐治疗的看法与观点。高天在其著作《音乐治疗导论》与《音乐治疗基础知识》中引用了布鲁夏（Kenneth E. Bruscia）1989 年的音乐治疗定义。张鸿懿认为[11]：音乐治疗以心理治疗的理论和方法为基础，运用音乐特有的生理、心理效应，使求治者在音乐治疗师的协助指导下，通过各种专门设计的音乐行为、经历和体验，达到消除心理障碍，恢复或增进身心健康的目的。

辞书《中国大百科全书·音乐舞蹈卷》将音乐治疗学定义为：音乐治疗学是研究音乐对人体功能的作用，以及如何运用音乐治疗疾病的学科[12]。

1.2.2　音乐治疗的特性

音乐治疗概念随着音乐治疗的发展而不断完善。以上所述的音乐治疗概念虽然描述各有不同，但其基本理念都是一致的。笔者根据自己的研究和临床实践经验，将音乐治疗的特性总结如下：

（1）音乐治疗过程的系统性：音乐治疗是由多个紧密联系的步骤和阶段构成的有机整体，而不是零散、孤立的干预。音乐治疗师需要了解治疗对象的生理心理特点、家庭社会支持系统、音乐爱好及音乐能力等，从而制定具有针对性的长期／短期治疗目标与治疗计划，实施适宜的音乐治疗干预，同时运用相应的评估工具进行效果评价。

（2）音乐治疗方法的多样性：音乐治疗除了聆听、歌唱、演奏等常见方法外，还包括歌（乐）曲改编、身体打击乐、音乐心理剧等方法，有些方法已经发展成独立的体系或流派（如音乐心理剧等）。在临床实践中，音乐治疗方法的使用存在特殊性与交融性，这源于治疗对象的功能状态、治疗师的风格特点以及音乐治疗目标等方面的差异。

（3）音乐治疗师的专业性：音乐治疗师不仅应具备专业的音乐基础知识、演唱演奏技能等音乐素养，也应具备医学、心理学等专业素养，还应有出色的领导能力、灵活的应变能力、稳定的人格特征、健康的心理状态以及真诚、可信、良好的价值观。

（4）音乐治疗对象的广泛性：音乐治疗的目标是达到或促进健康，而健康不仅仅指没有躯体上的疾病，而是生理、心理和社会功能日臻完善的状态。因此音乐治疗的对象非常广泛，不仅包括受躯体疾病困扰的病人，还包括在情绪、认知、交流等方面有改善需求的群体。

（5）音乐治疗关系的特殊性：在音乐治疗中，治疗师设计的音乐活动和营造的音乐环境，是为了帮助治疗对象内省和成长，提升治疗对象的健康水平；

而不是为了培养治疗对象的某项音乐技能,也不是为了向治疗对象展示高超的音乐水平。因此,音乐治疗师与治疗对象之间是平等、尊重、接纳的治疗关系,不是音乐教育中的师生关系,也不是音乐表演中的音乐家与听(观)众的关系。

1.3　音乐治疗的程序

根据美国音乐治疗教授汉泽(Suzanne B. Hanser)的《音乐治疗师新手指南》[13],结合美国音乐治疗协会(AMTA)和注册音乐治疗师资格认证机构(CBMT)的音乐治疗师考核标准[14-15],笔者整理并归纳出音乐治疗的基本程序为:治疗前期准备,治疗计划制定,治疗干预实施,治疗效果评价,治疗结束/总结。

1.3.1　治疗前期准备

治疗前期准备通常包括转介、资料搜集、初次访谈和初评估。

1.3.1.1　转介

转介(referral)是音乐治疗的第一步。音乐治疗师需要从转介人那里了解转介的原因、被转介人的问题以及对音乐治疗疗效的期待。

音乐治疗转介人可以是治疗对象本人,即治疗对象主动寻求治疗师的帮助;也可以是治疗对象的家属、朋友、老师、社工、医生、护士等群体。

作为音乐治疗师,需要在自己所在单位/机构宣传音乐治疗知识,使相关人员明白什么类型的患者(或群体)适合转介音乐治疗;并强调适宜转介的原因(如,治疗对象的诊断适合接受音乐治疗,治疗对象对音乐有特殊偏好或在其他治疗方法中的治疗效果不佳等)。

1.3.1.2　资料搜集

资料搜集(information gathering)的常见途径有:

(1)阅读档案(特殊学校)、病例(医院)或资料(心理咨询中心);

(2)观察来访者在熟悉环境中或其他治疗方法中的表现;

(3)访谈治疗对象的家属、医生、护士、护工或者转介人。

资料搜集的常见内容有:

(1)个人基本信息,如年龄、性别、政治面貌、宗教信仰等;

(2)兴趣爱好、受教育背景、家庭支持系统、职业背景等;

(3)病史、诊断、心理测量结果等;

(4)是否接受过其他治疗方式,以及在其他治疗方式中的治疗效果等。

1.3.1.3　初次访谈

在初次访谈（initial session）中，治疗师可与治疗对象建立良好的治疗关系，更深入直接地了解来访者的相关信息，确认在转介及资料搜集中所获得信息的真实度，观察来访者在语言状态及非语言状态（音乐环境中）的表现。

初次访谈的内容包括：

（1）再次完善治疗对象的信息；

（2）向治疗对象介绍音乐治疗的特点与设置；

（3）了解治疗对象与音乐的关系（音乐知识、音乐能力与音乐喜好等）；

（4）现场提供一些音乐体验，观察治疗对象的反应等。

1.3.1.4　初评估

在初评估（initial assessment）中，所选用的评估工具必须具有较高的信度，保证其可靠性；同时要符合治疗对象的实际年龄、诊断、各项功能水平以及文化背景，保证其有效性（效度）。

初评估的主要内容包括：

（1）生理/运动功能：了解治疗对象的具体生理缺陷以及运动功能障碍，比如是否能够独立行走，四肢的活动范围是否正常，是否有视听障碍，是否有禁忌证等。

（2）认知功能：了解治疗对象是否能够服从指令，是否有注意力缺陷，能否认知现实环境，思维是否清晰、是否具有逻辑性，记忆力是否受损等。

（3）语言交流功能：了解治疗对象是否有阅读障碍、书写障碍，是否能够识别和表达自己的情感与需求，言语表达是否恰当、流畅，是否运用代偿工具进行交流等。

（4）社会交往功能：了解治疗对象的社交性格和团体行为，是否容易对他人产生信任，是否愿意与他人合作，与治疗师及其他人的互动模式等。

（5）情感功能：观察治疗对象的面部表情是否有异常，是否愿意接受新事物，是否积极配合，是否有自杀倾向以及自尊自信程度等。

（6）音乐的喜好和能力：了解治疗对象能否哼唱，有没有音乐模仿能力，音乐反应、音乐喜好以及音乐技能等。

（7）强化物和惩罚物：了解治疗对象是否有特殊的喜好或厌恶，以便运用于未来的治疗中，对治疗对象进行正向或负向的刺激。

初评估的内容涉及多个不同的学科领域。为了信息的准确化，音乐治疗师往往会与治疗团队中的其他学科成员（包括临床医生、护士、物理治疗师、作业治疗师、言语治疗师、心理治疗师、社工等）进行信息共享。音乐治疗师独立完成评估后，可以结合治疗团队中各相关领域的评估结果，来精确和完善音乐治疗评估内容。一旦发现评估结果存在差异,即可采取观察、再评估以及病例讨论等方式来验证和优化评估报告,以使结果更具有效性和可靠性。

1.3.2　治疗计划制定

治疗计划(treatment planning)是指音乐治疗师根据评估结果,为治疗对象制定适合其自身需求的个性化治疗方案。治疗师尽可能地让治疗对象参与到治疗计划的制定过程中,并在治疗计划确定后由治疗对象(或其负责人)签字表示同意。

治疗计划通常包括以下几个方面的内容:

(1)来访者综述:介绍来访者概况,总结评估报告的重点事项,分析来访者是否能从音乐治疗项目中受益及其原因。

(2)长期目标:根据治疗对象的需求,描述治疗师预期的最终治疗结果。长期治疗目标的制定,应强调治疗对象的优势和潜力在治疗过程中所起到的作用。

(3)短期目标:为实现长期治疗目标而设定的阶段性目标。

(4)治疗方案:音乐治疗活动的类型、频率和持续时间,达到短期治疗目标所需要的音乐、乐器、单一音乐元素(节奏、旋律等)、辅助工具(如为视觉障碍的治疗对象准备的大字体阅读载体)等。

1.3.3　治疗干预实施

治疗干预(treatment implementation)是指音乐治疗师根据治疗计划为治疗对象提供的音乐治疗服务。治疗干预实施通常包括以下几个方面的内容:

(1)单次治疗计划制定:音乐治疗师需要在每次治疗前设计单次治疗方案,同时考虑治疗过程中可能出现的一些情况以及应对措施。

(2)音乐治疗干预与过程质控:音乐治疗师为治疗对象提供高质量的音乐治疗活动,这是治疗对象获得成功体验的前提,也是使治疗对象身心健康最优化的保障。因此,音乐治疗师需要恰当地选择乐器和辅助工具,尽可能地让所有的乐器在治疗过程中都发出令人愉悦的声音,让治疗对象获得积极正向的体验,不断积累成功经验。在治疗过程中,治疗师还需要记录治疗对象所有与治疗目标相关的反应以及治疗对象的一些特殊反馈,以帮助自己评估治疗过程,分析反思已制定的治疗计划。

(3)阶段性评估:音乐治疗师需要定期评估治疗对象的行为表现和改变,

以判断治疗进度是否与治疗目标一致、是否已经达到预期目标,并根据评估结果及时调整治疗方案。如果治疗进度始终无法达成预期治疗目标且差距很大,需要重新评估预期治疗目标是否适合治疗对象当前的状况。如果预期治疗目标已经达成,则需要重新制定治疗目标,或考虑是否提前结束疗程。

音乐治疗的计划、干预与评估,是一个互相影响且不断调整的过程。每次治疗前,音乐治疗师应制定具体可行的治疗计划;在治疗过程中,治疗师需要仔细观察治疗对象的反应和行为表现,并将有价值的信息记录下来;治疗结束后,治疗师应对治疗效果进行评估,结合记录的信息,在需要时对计划进行相应的调整。

1.3.4　治疗效果评价

按照时间的不同,治疗效果评价(evaluation)可分为 3 种:

(1)单次治疗评价:音乐治疗师通过单次治疗评价,回忆和整合治疗对象在单次治疗过程中的表现等来判断单次治疗计划是否成功,批判性地审核治疗过程,改进治疗中的不足,同时不断改善治疗关系。

(2)阶段性治疗评价:音乐治疗师阶段性地评估治疗对象的治疗数据,判断治疗进度与治疗目标之间的符合程度,及时地对治疗方案进行必要的修正,以更好地适应治疗对象的需要。

(3)最终评价:最终评价除了对整个治疗方案和治疗进度的评价以外,还包括音乐治疗师的自我评价。通过自我评价,音乐治疗师可以更好地认识到自己的优势和不足,以不断地提升和改进自己。

1.3.5　治疗结束/总结

治疗结束(termination and closure),是指音乐治疗师重新评估治疗对象,并确认即将终止治疗而进行的工作。

在这个阶段,音乐治疗师和治疗对象一起回顾整个治疗过程,总结治疗对象在治疗过程中学习到的新技能和积极改变,疏导治疗对象在治疗结束时可能产生的负面情绪(如失落、安全感缺乏、自我怀疑、离别的感伤等),帮助治疗对象逐步适应正常生活环境,或使其做好接受其他治疗项目的心理准备。

治疗结束阶段的操作流程一般包括:

(1)评估治疗过程和治疗对象的状态;

(2)确定治疗的终止日期;

(3)设计能帮助治疗对象逐步淡出治疗的适应性方案;

（4）帮助治疗对象应对疗程终止所产生的情绪；

（5）关注治疗对象的其他治疗需求，如有其他方面需要音乐治疗，可以再次评估或者制定进一步的治疗计划；

（6）完成治疗总结报告书，帮助治疗对象了解自己的成长变化，或帮助其他相关人士了解治疗对象在治疗期间的治疗效果。

音乐治疗疗程终止方法常见以下 3 种：

（1）用音乐表演或即兴演奏来传达情感，分析一个时代或一个生命过渡期的歌曲歌词，帮助治疗对象理解即将到来的终止感，通过比较不同歌曲或音乐选段传达的情感来表达音乐治疗的意义。

（2）录制治疗对象的音乐作品集，可以作为治疗对象参加音乐治疗的永久纪念物。

（3）治疗终止可以被视为对其成功的庆祝，也可以被视为一次音乐治疗的高峰体验。

上述音乐治疗的一般流程，在临床实践中并非依次按顺序开展，有些环节会存在并行或交叉重叠。例如，如果治疗对象是自主求助的，那么资料搜集和初次访谈的过程往往是并行的。而有的环节通常贯穿音乐治疗的全过程，比如观察。在治疗前期准备阶段，观察是了解治疗对象最有效的途径；通过观察，治疗师可以整理与治疗对象有关的真实信息，从而选择适宜的评估和干预方法，使之后的治疗更有效。在音乐治疗过程中，治疗师通过观察和记录治疗对象对于不同刺激源的反应和表现，了解治疗对象的特殊需要，探索和解读其行为模式的规律，改进或完善与治疗对象的互动模式，调整具体的音乐治疗活动，从而提升音乐治疗效果。

1.4　音乐治疗的流派

经过数十年的发展，在不同的社会文化背景下，音乐治疗形成了不同的流派，每一个流派都有其理论依据、治疗方法和大量的临床循证案例。

1.4.1　诺道夫-罗宾斯音乐治疗

诺道夫 – 罗宾斯音乐治疗法（Nordoff–Robbins music therapy）是以两位创建者保罗·诺道夫（D. Paul Nordoff）和克莱夫·罗宾斯（Clive Robbins）的名字而命名，是基于"每个人都具有与生俱来的音乐能力"理念的创造性音乐疗法。在创造性的过程中,治疗师以即兴音乐的方式,依据治疗对象的实际能力,开展以声音、乐器互动的音乐活动,让治疗对象经历内在的创造和自我实践的过程,促进肢体、情绪、语言、认知等方面功能的改善。

1.4.2　奥尔夫音乐治疗

奥尔夫音乐治疗(Orff music therapy)源自德国音乐教育家卡尔·奥尔夫(Carl Orff)所提出的教育理念,其目标是创造充满音乐的有较强安全感的环境,让治疗对象能在其中充分表现自己并与他人一起创作音乐,从而实现自我成长。在治疗实践中,音乐治疗师需要将奥尔夫音乐教育的4个理念(原本性、综合性、参与性和过程取向)融汇贯通[16]。

1.4.3　神经学音乐治疗

神经学音乐治疗(neurologic music therapy)注重循证医学证据,由20种系统化、标准化的临床干预技术组成,主要针对感知觉障碍、运动障碍、言语障碍、认知障碍以及社交功能障碍等领域[17]。其治疗技术源于人体对于音乐的接收与产生的神经学原理,以及音乐对大脑和行为功能的影响的生理机制。比如,音乐为何能够对人体产生影响,能够产生哪些方面的影响;人体如何感知音乐,又如何创作音乐。基于这些原理与机制,再结合病理,音乐治疗师可以采用相应的治疗技术,为患者提供精准的音乐治疗干预。

1.4.4　音乐引导想象

音乐引导想象(guided imagery and music)由美国音乐治疗家邦尼(Helen Bonny)创立,其理念基于人本主义和超个体心理学,强调个体的自我意识和音乐对自我发展的影响。音乐治疗师选择性播放音乐片段(一般为西方古典音乐),并引导治疗对象在放松的状态下产生各种意象(包括视觉图像、情绪景象、记忆以及肢体知觉等),并通过这些意象来投射治疗对象独特的内心世界,促进他们情绪情感的释放,提升其自省能力,从而促进其转变和成长。

1.4.5　心理动力取向音乐治疗

心理动力学理论强调治疗者和治疗对象在治疗过程中所形成的移情和反移情作用;强调将治疗对象的潜意识内容带进意识;强调自我力量的增强。在心理动力取向音乐治疗(psycho-dynamically oriented music therapy)中,音乐作为一种具有意义的手段,被用来探索治疗对象的意识、潜意识及其内心世界。心理动力取向的音乐治疗强调人与音乐、治疗对象与音乐治疗师之间的关系,尤其是音乐治疗师和治疗对象之间产生的移情和反移情作用。音乐治疗师运用音乐聆听、歌唱、即兴演奏等音乐体验,借由移情分析和自由联想等治疗技术,帮助治疗对象探索潜意识,从而达到治疗目标。

1.4.6 应用行为矫正的音乐治疗

行为主义心理学以可见的行为或情感为证据,强调用量化的标准来衡量个体的心理过程,用可操作的标准化方法来改变个体的行为。从 20 世纪 60 年代开始,基于行为主义心理学原理的音乐治疗文献开始出现,并迅速地成为美国音乐治疗的主流。应用行为矫正的音乐治疗(applications of behavior modification principle to music therapy treatment)遵循行为主义心理学的原理,经发展形成了众多成熟的方法技术。其 4 个基本干预步骤是:确定(identify),改变(modify),计算(count)和观察(observe)行为。

其他流派还有柯达伊概念的临床应用、达尔克罗兹节奏教学的临床应用、发展音乐治疗法、音乐治疗和沟通分析、完形音乐治疗法等。音乐治疗师应该了解不同学派的共性及特性,以治疗对象的需求为核心,合理地采用既适合于治疗对象又满足其治疗目标的方法,对治疗对象进行有效的干预。

1.5 音乐治疗的方法

根据音乐在治疗中的不同使用模式,同时借鉴高天教授的观点[9],笔者将音乐治疗的方法分为四大类:接受式音乐治疗、再创造式音乐治疗、创造式音乐治疗和即兴式音乐治疗。这四类方法,对治疗对象的音乐能力要求是依次递进的。音乐治疗师可以根据治疗对象的能力以及治疗目标而采用相应的音乐治疗方法;也可以简化高阶的音乐治疗方法,以适用于功能水平较低的治疗对象。

1.5.1 接受式音乐治疗

接受式音乐治疗(receptive music therapy)指来访者在聆听音乐的同时,以语言或非语言的方式,或通过其他媒介对音乐给予反应[10]。接受式音乐治疗应用广泛,适用于各年龄段的治疗对象,满足不同程度的心理和生理需求。

常见的接受式音乐治疗技术有:

(1)音乐放松训练(relaxation with music):根据需要选择音乐来营造平

13

静放松的环境。伴随着音乐和治疗师轻柔的指导语,引导治疗对象将身体体验与大脑中的思想相连接,进入放松的状态。

（2）视觉化想象（visualization and imagery）：利用带有目的性的特定音乐来刺激治疗对象产生画面感的意象,分为引导或非引导的音乐想象活动。

（3）音乐与肢体律动（music and movement）：通过音乐的各种元素,包括节奏、歌词、强弱、旋律起伏,设计符合逻辑的肢体动作,使所选音乐能最大程度地刺激治疗对象完成指定动作。

（4）歌曲 – 歌词讨论（song-lyric discussion）：以所选歌曲（治疗师或治疗对象选择）为素材,引导治疗对象进行讨论,帮助治疗对象表达内在感受,重塑认知、情绪等内在世界。

（5）音乐拼图（music and collage）：治疗对象用艺术品的形式去表现聆听音乐得到的灵感。

（6）声振动运用（vibroacoustic applications）：以音乐的振动性、物理性的应用原理为主,达到某些心理、生理或医疗的治疗目的[18]。

1.5.2　再创造式音乐治疗

再创造式音乐治疗（re-creative music therapy）,强调治疗对象亲身参与各种音乐活动模式,如乐器演奏、演唱、舞蹈、音乐游戏等。再创造式音乐治疗可以帮助来访者提高注意力,增加靶行为,加强现实取向,提高认知水平,提高记忆力,增强社交能力,提高肢体运动功能和协调能力等。在一些特殊机构比如劳教所,再创造式音乐治疗能帮助治疗对象提高掌控感和自信心；合唱合奏之类的体验活动可以为来访者提供有意义的社交互动和休闲活动机会[19]。

1.5.3　创造式音乐治疗

创造式音乐治疗（creative music therapy）主要包括声乐类和器乐类的创作。音乐创作是一种有效的情感表达方式,它避免了语言的局限性,可以在无意识状态下帮助治疗对象表达自己的想法、抒发自己的情感,也可以提升治疗对象学习、生活等多方面的功能水平。治疗师可以通过治疗对象的作品,了解其在个体治疗或团体治疗中的自我满意度。同时,音乐创作的过程,对于治疗对象来说也是思考和创新的过程,是提高认知、理解、阅读及表达能力的综合性训练。

1.5.4　即兴式音乐治疗

即兴式音乐治疗（improvisation music therapy）指个体独自或与他人共同

即兴创作音乐元素、片段或完整的音乐作品。即兴式音乐治疗可以创造一个无语言障碍的治疗环境,治疗师可以用乐器或语言引导、推动或强化,也可以仅仅提供环境让治疗对象自由即兴发挥。治疗师可以提供音乐素材(如节奏、主题、旋律、曲式结构等),也可以提供非音乐的素材(如图像、创设故事情节等)。

治疗性即兴演奏(唱)是一个富有创造性的过程,它需要治疗对象在音乐活动中自发性地创造声音或音乐,能够帮助来访者更好地探索自己、了解自己与他人的关系。同时即兴演奏(唱)能够生成全新的、个性化的音乐作品,这无形中强化了来访者的独立性,也锻炼了来访者独立解决问题的能力[20]。来访者在即兴创作中能够获得自发性、创造力、社交能力、沟通能力、身份意识以及选择、实践等体验。

(卢 望 范 尧 唐 珊)

(卢望,美国西密歇根大学音乐治疗硕士,北京泰康燕园康复医院音乐治疗师,中国音乐治疗师行业委员会注册音乐治疗师、督导师)

(唐珊,北京师范大学心理学博士,重庆医科大学心理学教师,国家二级心理咨询师)

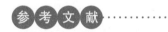

[1] American music therapy association. History of music therapy[EB/OL]. https://www.musictherapy. org/about/history/

[2] Canadian Association of Music Therapists. About CAMT[EB/OL]. https://www.musictherapy. ca/about-camt-music-therapy/about-music-therapy/

[3] The World Federation of Music Therapy. https://www. wfmt. info/

[4] 刘邦瑞. 音乐治疗学问题[J]. 中央音乐学院学报, 1980,(01): 58-63.

[5] American music therapy association. Definition and quotes about music therapy. [EB/OL]. https://www. musictherapy. org/about/quotes/

[6] The British Association for Music Therapy. What is Music Therapy[EB/OL]. https://www. bamt. org/music-therapy/what-is-music-therapy. html

[7] Canadian Association of Music Therapy. About Music Therapy[EB/OL]. https://www. musictherapy. ca/about-camt-music-therapy/about-music-therapy/

[8] The World Federation of Music Therapy. What is Music Therapy[EB/OL]. http://www. wfmt. info/wfmt-new-home/about-wfmt/

［9］高天. 音乐治疗学基础理论［M］. 北京：世界图书出版公司北京公司，2007：14，152.

［10］Kenneth E. Bruscia. Defining Music Therapy. Gilsum NH：Barcelona Publishers，2014：36，47

［11］张鸿懿. 音乐治疗学基础［M］. 北京：中国电子音像出版社，2000.

［12］中国大百科全书［M］. 北京：中国大百科全书出版社，1989.

［13］Hanser S B. The new music therapist's handbook［M］. Hal Leonard Corporation，2000.

［14］American Music Therapy Association. AMTA Standards of Clinical Practice［EB/OL］. https：//www. musictherapy. org/about/standards/#GENERAL_STANDARDS

［15］The Certification Board for Music Therapists. Preparing for the Exam［EB/OL］. http：//www. cbmt. org/examination/preparing−for−the−exam/Candidate_Handbook_2017. pdf

［16］格特鲁德·奥尔夫. 奥尔夫音乐治疗中的关键概念（语言·文化·传播丛书）［M］. 北京：中国传媒大学出版社，2014.

［17］Thaut M H. Rhythm, music, and the Brain［J］. 2015.

［18］Denise G，Wigram T. Receptive Methods in Music Therapy：Techniques and Clinical Applications for Music Therapy Clinicians，Educators and Students［M］. London and Philadelphia：Jessica Kingsley Publishers，2007.

［19］American Music Therapy Association. Music Therapy for Persons in Correctional and Forensic Setting.［EB/OL］https：//www. musictherapy. org/assets/1/7/MT_Forensics_2006. pdf

［20］Wigram T. Improvisation：Methods and Techniques for Music Therapy Clinicians，Educators and Students. New York：Jessica Kingsley Publishers，2004.

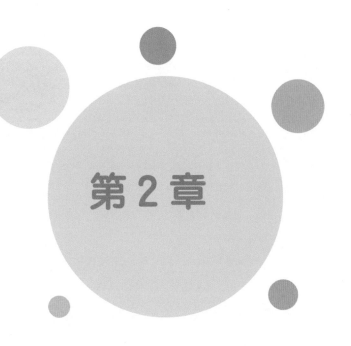

第2章

孕产期音乐治疗
——爱的协奏曲

妊娠分娩,是女性一生中最特殊的生理时期之一,是家庭迎接新生命的必经过程,是社会繁衍发展的重要保障,是人类历史延续的重要方式。音乐治疗关注孕产妇的心理体验与感受,帮助其以"积极、自信、乐观"的心态应对妊娠、分娩及养育,提升孕育幸福感,开启人生新篇章。

2.1　孕产期音乐治疗的意义

2.1.1　妊娠期音乐治疗

妊娠（pregnancy）是胚胎和胎儿在母体内发育成长的过程。妊娠期（gestation）始于成熟卵子的受精，终止于胎儿及其附属物自母体的排出。妊娠全过程约为 280 日，即 40 周。妊娠期音乐治疗，可以调节孕妇的心理状态、促进胎儿生长发育。

2.1.1.1　调节孕妇心理状态

从心理学的角度看，妊娠对于孕妇来说是一件应激事件。如果应激强度过大，会引起孕妇紧张、焦虑、恐惧和抑郁等负性情绪，进而导致孕妇的免疫力降低，新陈代谢出现异常，神经递质的活性降低，从而引发一系列的身心不良反应，严重者可引起孕妇精神异常甚至自杀等问题的发生[1-2]。孕妇的孕期情绪也会影响子宫和胎盘的功能，从而导致早产儿的风险增加[3]；而且，孕期焦虑、抑郁等症状也是学龄前儿童情绪和行为问题异常的危险因素[4]。

德国哲学家黑格尔（G.W.F. Hegel）曾提到"音乐的威力"，他认为"一部音乐作品如果来自内心，渗透着丰富的灵魂和情感，可以在听众心里引起很广的反响"[5]。因此，聆听音乐或参与团体音乐治疗活动可以帮助孕妇释放消极情绪、重建积极情绪，并不断强化内心的积极资源力量，提升自信心。而情绪的改善可以影响人的生理节奏及大脑皮层的功能，抑制其传出冲动而减少交感神经的兴奋性，然后通过网状结构提高人的中枢神经系统的活动水平，提高机体应对应激源的能力，维持循环、呼吸及内分泌系统的稳定运行[6]，从而降低妊娠并发症及合并症的风险程度，改善分娩结局。

2.1.1.2　促进胎儿生长发育

胎儿的生长发育包括几个阶段，妊娠 10 周（受精后 8 周）内称为胚胎，是主要器官结构完成分化的时期；从妊娠第 11 周（受精第 9 周）起称为胎儿，是各器官进一步发育成熟的时期[7]。妊娠 12 周以前，受精卵从输卵管移行至宫腔并着床，细胞不断分裂增长，迅速完成各系统组织器官的形成。妊娠 13~28 周，胎儿体格匀速生长，各器官迅速发育，功能日趋成熟。妊娠 29~40 周，胎儿体重增加迅速，娩出后大多数能够存活。

音乐治疗促进胎儿生长发育的途径有：音乐 – 母体 – 胎儿，音乐 – 胎儿。一方面，音乐治疗可以调节母亲的身心状态，使其心理平和、愉悦、幸福，血压、

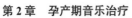

呼吸、胃肠蠕动等内脏活动趋于平稳有序的状态,使胎儿在子宫里的生长环境相对稳定,进而产生良好的安全感。另一方面,胎儿在 28 周时,各项功能特别是传音系统发育充分,具备听到声音的所有条件,因而音乐也可以直接作用于胎儿。研究显示[8],规律聆听音乐的孕妇,其胎儿的基础心率及反应度相对于无音乐刺激时显著升高,表明音乐能影响胎儿的心脏功能,促进胎儿生长发育。

2.1.2　分娩期音乐治疗

妊娠满 28 周(196 日)及以后,从临产发动至胎儿及其附属物由母体娩出的过程称为分娩(delivery)。分娩期音乐治疗,可以减缓分娩疼痛、增进亲密关系、促进自然分娩。

2.1.2.1　减缓分娩疼痛

分娩疼痛是由子宫收缩和胎儿下降而引起产妇的下腹部至腰部的胀痛、酸痛、闷痛感,以及阴道内刺痛感、坠胀感等不适感觉。分娩疼痛与精神心理因素有关,产妇越焦虑、紧张、恐慌,其痛感越强;反之,产妇越放松、愉悦、平静,其痛感越轻。

临床中,许多音乐治疗方法都可以帮助产妇减缓分娩疼痛。比如最常见的音乐聆听法,根据产妇的心理状态、音乐喜好及产程特点等因素,给予不同风格的音乐,同时辅以相应的指导语。山涧流水的大自然音乐,如 *The Liquid Path*(Dan Gibson),通常会降低产妇的交感神经兴奋性,使其呼吸平缓、心率减慢、血压下降,达到放松的状态,降低疼痛感。柔和、宽广和温暖的音乐,如 *Mother*(久石让),通常会激发女性的母性本能,感受分娩的神圣与伟大,沉浸在即将为人母的喜悦与幸福中,减弱产妇对疼痛的关注。激情、辉煌和胜利的音乐,如 *Victory*(Two Steps From Hell),通常会激发产妇的内在热情与战斗力,感受"生育女神"的强大与自信,进而把宫缩带来的身体感受和体验转换为正向、积极的能量,提高痛阈,降低其疼痛感。

2.1.2.2　增进亲密关系

在分娩过程中,催产素、内啡肽、儿茶酚胺与泌乳素 4 种激素异常活跃。催产素在分娩期间可促进子宫收缩,内啡肽使人产生兴奋感、愉悦感和依赖感,儿茶酚胺通过激活交感神经系统以应对惊恐、焦虑等状态,泌乳素发挥启动和维持乳汁分泌的作用[9-10]。

分娩期音乐治疗,强调夫妻共同参与(如夫妻曼舞、音乐抚触等)。在温暖舒心的音乐伴随下,丈夫的喃喃细语、温柔抚触、深情拥抱,会帮助产妇从听觉、视觉及触觉等感觉通道获得良性刺激,促使产妇大脑垂体分泌更多的催产素、内啡肽,产生强烈的幸福感,产妇常常将这种美好的感受与体验溢于言表。丈夫也感觉到自己的"爱与被需要"的重要性,其关爱、支持与帮助等内在冲动也会被激发。因此,产妇与丈夫之间的情感流动、心灵联结与亲密关系得到进一步的深化与提升。

2.1.2.3 促进自然分娩

产力、产道、胎儿及精神心理因素是影响分娩的四大要素。产力包括子宫收缩力(简称宫缩)、腹肌及膈肌收缩力(统称腹压)、肛提肌收缩力。产道包括骨产道及软产道。骨产道即骨盆腔,软产道包括子宫下段、子宫颈、阴道及外阴,是胎儿娩出的通道。胎位异常或胎儿发育异常均可对分娩造成不同程度的影响,甚至造成难产。精神心理因素会影响分娩的全过程。

分娩期音乐治疗,可以从产力、产道及精神心理因素方面发挥重要作用,使产妇从身体放松到心理放松,而后又达到更深层次的身体放松到心理放松的良性互动模式,是促进自然分娩的有利因素。从产力方面来讲,音乐抚触或夫妻曼舞可以促进产妇大脑垂体分泌更多催产素,促进子宫收缩;音乐呼吸可以提升腹肌、膈肌和肛提肌收缩力。从产道方面来讲,骨盆韵律舞可以增加骨盆各关节之间韧带的灵活性,同时使宫颈、阴道等软产道放松;音乐联结提升产妇对胎儿的关注,感知胎儿的旋转和下降,进而放松身体,为宝宝的娩出创造更大的空间。从精神心理因素来讲,音乐冥想常常能让产妇感觉自己置身于森林、草原、海边等自然场景,使分娩的紧张恐惧等情绪得到缓解。

2.1.3 产褥期音乐治疗

胎盘娩出至产妇全身器官(除乳腺外)恢复至正常未孕状态所需要的一段时期,称为产褥期(puerperium),一般为 6~8 周。产褥期音乐治疗能够调节产妇的身心状态、促进母婴依恋关系的建立。

2.1.3.1 调节产妇身心状态

女性的孕激素和雌激素在妊娠期均有显著的增长,而随着胎儿及附属物的娩出,雌激素、孕激素及胎盘生乳素水平迅速下降,泌乳素的分泌急剧增长[11]。这些内分泌的改变是产妇情绪波动的生物学基础,再加上心理和社会因素的叠加性影响,使得产妇容易产生心理上的消极反应,严重者可致产后抑郁症。

音乐治疗可以帮助产妇缓解疼痛、释放压力。研究显示,优美的音乐给予产妇的听觉刺激可以抑制痛觉信号向痛觉中枢的传导,从而降低产妇在手术后使用镇痛剂的频率、缓解产妇的产后疼痛感[12];在音乐伴随下的母婴互动可以显著地减少产后情绪低落的出现,促进母婴依恋的形成[13];团体音乐活动可以降低产后抑郁症患者的焦虑、紧张等消极情绪,缓解其症状[14-15]。

2.1.3.2　促进母婴依恋关系的建立

客体关系理论家认为,真正影响一个人精神发展过程的是初生婴儿与父母,尤其是与母亲的关系(外在环境因素)。新生婴儿正是在与母亲(或其他照护者)的密切交往中逐渐获得了有关自我和以母亲为代表的客观世界的完整印象,并最终形成较完善的心理功能,建立正常的人际关系[16-17]。

音乐治疗促进母婴依恋关系的建立,一方面是帮助产妇维持积极的情绪状态,成为新生婴儿的稳定"客体";另一方面是缓解新生婴儿的压力反应,帮助他们更好地适应新的世界[18]。比如,产妇与新生婴儿进行肌肤接触的同时,哼唱孕期经常使用的胎教音乐;音乐治疗师则跟随产妇哼唱的速度以及音乐风格轻轻晃动海洋鼓。对产妇而言,此刻的旋律通常会激发积极情绪体验,歌词也会产生正向的心理暗示作用。对新生婴儿而言,母亲的心跳与哼唱、海洋鼓温柔的声音(类似于子宫内羊水的声音),都可以帮助其建立稳定的安全的依恋关系资源。

2.2　孕产期音乐治疗的方法

笔者根据孕产妇在生理和心理状态上的特殊性并结合自己的临床经验,总结出孕产期常用的有效的音乐治疗方法。

2.2.1　音乐呼吸

音乐呼吸,即根据音乐的节拍规律调整呼吸节奏,使呼吸节奏与节拍规律保持一致。

节拍是乐曲中表示固定单位时值和强弱规律的组织形式。如二拍子的强弱规律为强 – 弱;四拍子的强弱规律为强 – 弱 – 次强 – 弱。

音乐呼吸强调呼气而弱化对吸气的关注。在临床实践中,孕产妇如果主动用力地吸气,常常会出现鼻干、口干或头晕等症状,而呼气的时候全身是最放松、最舒适的。呼吸是连接身心的通道,当人的呼吸变得深长平稳,其心理状态也趋于平静;当人的呼吸变得坚定有力,则通常处于积极的心理状态。

按照音乐的节拍规律,数拍子与呼气相结合。如果音乐是二拍子,就数"1、2"然后呼 2 拍;如果音乐是三拍子,就数"1、2、3"然后呼 3 拍;如果音乐是四拍子,就数"1、2、3、4"然后呼 4 拍。不同节拍规律的音乐,通常有不同的作用功能。例如,宽广抒情、温柔静谧的四拍子音乐,通常让人放松入静;规律整齐、胜利辉煌的二拍子音乐,通常可以激励与鼓舞听者。

2.2.2　音乐抚触

音乐抚触,根据音乐的乐句规律,丈夫的手指或手掌在妻子的后背、手臂及腿部等部位轻柔地划过。抚触的快慢、轻重,取决于音乐给予抚触者当下的感受与体验。

乐句是构成乐曲的一个具有特性的基本结构单位。在歌曲中,乐句通常是一句歌词。在器乐作品中,乐句通常以换气为标志。

抚触方式通常有 3 种:顺着脊柱从中间往两侧、大臂 – 小臂 – 手指、大腿 – 小腿 – 脚趾。抚触轨迹通常有 3 种:心型、螺旋式和直线。抚触,一方面可以刺激孕产妇的立毛肌、增加肌肉含氧量,达到放松、镇痛等目的;另一方面增加了夫妻之间的触觉刺激,有助于孕产妇与丈夫建立积极的情感。

抚触音乐,通常由孕产妇或与其丈夫共同选择。可以是让孕产妇身心愉悦的音乐;也可以是承载双方共同回忆或甜蜜故事的音乐,如确定恋爱关系的音乐、求婚或婚礼所用的音乐。

2.2.3　音乐联结

音乐联结,在音乐的伴随下,孕产妇感受与丈夫及胎儿之间的情感联系与心灵沟通。

联结方式:孕产妇左手置于腹部,右手置于左胸心脏位置;丈夫一只手摸着妻子的肚皮,另一只手放在妻子的左手上。首先,孕产妇自然舒适地长长地呼气,达到身心合一、放松入静的状态;其次,孕产妇感受丈夫手心的温度,想象丈夫的爱通过手心传递给自己和肚子里的宝宝。最后,孕产妇感受肚子里的宝宝在自己的爱与丈夫的爱的陪伴中快乐地生长(妊娠期)或旋转下降(分娩期)。临床实践中,联结方式可根据具体情况做出相应调整,如孕产妇独自以舒适的姿势进行。

音乐选择:通常以温暖、抒情、宽广的音乐为宜,如《织女·心丝》(刘子菲);也可以应用宝宝呼唤"爸爸""妈妈"的音乐,如 *My Special Mummy*(Raimond Lap);也可应用大自然的音乐 *The Liquid Path*(Dan Gibson);还可以应用父母唱给宝贝的歌曲,如《宝贝》(张悬)或者孕产妇自己喜欢的音乐和常用于胎教的音乐。

在音乐的伴随下,音乐治疗师首先引导孕产妇感受音乐的特性,理解音乐的意义,产生丰富的想象;再根据治疗目标用语言引导,以达到不同的作用效果。妊娠期,音乐联结可以帮助孕妇感受到自己是被支持的、被爱的、被认同的,建立积极心理期待或积极信念,有利于缓解身体的不适感和紧张焦虑的情绪。分娩期,音乐联结可以帮助产妇感知胎儿旋转和下降、感受宝宝的主观能动性,增进分娩信心,促进产程进展。产褥期,音乐联结可以让产妇感觉到自己与孩子和家人之间的心灵沟通,激发产妇的积极情感。

2.2.4　肢体律动

肢体律动,根据音乐的节拍、节奏及音乐风格,孕产妇作出相应的肢体运动。优美的音乐可以提供积极的听觉体验,肢体运动可以锻炼身体的骨骼肌肉系统,促进血液循环,愉悦身心,增加分娩耐力或缓解身体不适感。肢体律动的主要类型包括:

(1)手指脚趾律动:指手指脚趾向两侧的伸张与合拢、手指脚趾向上与向下的运动。适合于需卧床静养的孕妇,如宫颈功能不全而导致的先兆流产孕妇或需要接受宫颈环扎手术的孕妇;也适用于手指脚趾肿胀的孕妇。

(2)手臂律动:指手臂从垂直向下 – 水平位 – 头顶 – 水平位 – 垂直向下的空间方位交替进行;也可以肩为轴绕动大臂、以腕为轴绕动手腕、以肘为轴做小臂的屈和伸。其目的在于锻炼手臂肌肉。

(3)腿部律动:指双脚与肩同宽,保持脊柱自然向上的曲度,以髋关节为轴,臀部缓缓往后(膝盖不超过脚尖),然后身体慢慢回正;绷紧大腿、小腿及脚尖,缓缓地有控制地抬腿及落腿。其目的在于锻炼腿部肌肉。

(4)胯部律动:指双脚与肩同宽,保持脊柱自然向上的曲度,胯往左、右、前、后推动,胯从左 – 前 – 右 – 后或右 – 前 – 左 – 后画圈。胯部律动可以灵活骨盆周围的韧带、筋膜,缓解孕期耻骨痛、尾骨痛等症状,分娩期时有利于胎儿的旋转、下降。

(5)全身律动:指以活动手指和脚趾、锻炼手臂及腿部肌肉、灵活骨盆为目的而编排的综合律动。全身律动不仅具备单个身体部位律动的作用功效,还可以让孕产妇感受到美的气息,愉悦身心,提升孕娩幸福感。

2.2.5　歌曲改编

以妊娠期的感受和体验为主线,孕妇与丈夫根据喜欢的歌曲仿写歌词,再通过相应音乐软件进行演唱和录制;或者音乐治疗师弹奏吉他或钢琴,孕产妇及丈夫演奏打击乐器,大家共同演唱。每一个生命的诞生都是独一无二的过程,每一首歌曲都是一部幸福的孕产史。如,一妊娠期高血压孕妇很喜欢丈夫在恋爱时为她而唱的《那个男人》(杨宗纬),夫妻俩为宝宝取名"番茄",而后在音乐治疗师的指导下创作出歌曲:

《唱给番茄》

爸爸妈妈爱着你用心爱着你

爸爸妈妈爱着你彻底爱着你

我们愿变成影子守护着你跟随着你

爸爸妈妈爱着你心情很欢喜

还需要多久多长多想

你才会听见我们说的话

我们像天使一样

守护着你的港湾

感谢命运创造机会让我们遇上

还需要多久多长多渴望

你才降临人世依偎我们胸怀

微笑像番茄一样

是最快乐的表达幸福无法掩藏

2.3　孕产期音乐治疗的特性

2.3.1　治疗对象

主要的治疗对象包括：

（1）孕产妇：孕产妇是妊娠和分娩的主体，她们经历着各器官系统及激素变化等生理性的变化；经历着惊喜、幸福、恐惧、担忧等心理变化；经历着生活方式、人际互动等社会功能的变化。大部分孕产妇会出现不同时期、不同程度、不同频率的应激反应。

（2）孕产妇的丈夫：孕产妇的丈夫是妊娠和分娩的共同参与者，经历着从丈夫到父亲的角色转换，其心理也产生着微妙的变化；同时，丈夫是孕产妇重要的情感支持者，其理解、陪伴、参与的频率及程度，是孕产妇良好身心状态的重要影响因素。

2.3.2　治疗分类

分为两类：

（1）生理状态的音乐治疗：妊娠分娩是自然的生理现象，音乐治疗可以缓解或消除孕产妇正常生理状态下的焦虑、紧张、恐惧等不良情绪，重新认知妊娠分娩的自然本能属性,感知身体的智慧与胎儿的潜能,提升妊娠分娩的幸福感与价值感。产褥期的音乐治疗可以缓解产妇的消极情绪、增进母婴情感联结。(注:本章的 3 个案例,皆属于生理状态的音乐治疗)

(2)病理状态的音乐治疗:女性在妊娠分娩过程中,由于生理、心理和社会因素,可能产生妊娠并发症或产后抑郁症等疾病。对这些疾病状态下的孕产妇可开展辅助性的音乐治疗。如妊娠期高血压疾病,医学治疗的基本原则是镇静、解痉、降压、利尿、适时终止妊娠等;而音乐呼吸、音乐冥想等技术可以起到镇静、降压的作用。又如产后抑郁症,音乐治疗师遵循精神科医生的医嘱,设计相应的音乐活动,调节产妇的情绪症状,给予产妇社会支持,激发产妇更好地应对自身问题的内在动力。

2.3.3　治疗场所

主要包括:

(1)产科孕妇学校:孕妇学校定期开展,团体音乐治疗,开放性活动。主要对象为孕妇学校或产科门诊自愿参加的所有孕妇。

(2)产科门诊:产科医生转介,个体音乐治疗。主要对象为分娩恐惧过于强烈的孕妇,伴随焦虑、紧张的妊娠合并症孕妇、并发症孕妇等高危妊娠孕妇,产后抑郁、焦虑、产后育儿困难的产妇等。

(3)产科病房:产科医生转介,个体音乐治疗,家属共同参与。主要对象为先兆早产、宫颈功能不全、妊娠合并症、妊娠并发症等高危妊娠的孕妇,以及产后紧张、焦虑、抑郁、育儿困难的产妇等。

(4)待产室及产房:产科医生或助产士转介,个体音乐治疗,夫妻共同参与。主要对象为分娩恐惧、过度紧张、烦躁的产妇,因精神心理因素致产程停滞的产妇,想要获得"温柔分娩、浪漫分娩"体验感受的产妇等。

(5)月子中心:月子中心定期开展,团体音乐治疗,开放性活动。主要对象为月子会所自愿参加的所有产妇。

2.4　妊娠期音乐治疗案例

2.4.1　治疗前期准备

2.4.1.1　资料搜集

某三甲医院产科孕妇学校为促进自然分娩,以"快乐孕育 幸福生活"为主题公开招募孕妇。音乐治疗师阅读报名孕妇的产检档案并与产科医生交流,最后确定 9 名孕妇参加本次活动,详细信息(表 2–1)。

表 2–1　基本信息表

孕妇	年龄	孕周	预产期	胎数	学历	职业
孕妇 A	31	22+4	2017.11.27	1 胎	本科	会计
孕妇 B	31	27+2	2017.10.28	1 胎	大专	销售
孕妇 C	28	33+5	2017.9.13	1 胎	大专	工程资料员
孕妇 D	34	28+1	2017.10.16	2 胎(头胎剖)	本科	自由职业
孕妇 E	36	31+2	2017.9.29	2 胎(头胎顺)	大专	人事管理
孕妇 F	28	27+2	2017.10.28	1 胎	本科	记者
孕妇 G	22	30+6	2017.10.1	1 胎	大专	婚礼策划
孕妇 H	29	19	2017.12.25	2 胎(头胎顺)	本科	技术管理
孕妇 I	26	31	2017.10.12	1 胎	本科	销售

(信息采集日期:2017 年 7 月 31 日)

2.4.1.2　身心状态评估

通过一对一的访谈,音乐治疗师了解到 9 名孕妇的身心状态。

(1)焦虑:所有孕妇均存在不同程度及维度的焦虑,焦虑原因包括:体重快速增长;胎儿健康状况(如胎动、脐带绕颈等)。孕妇 D 和孕妇 E 还担忧高龄因素导致胎儿发育不良。

(2)分娩恐惧:多数孕妇认为分娩是疼痛的、令人恐惧的;担心无法忍受顺产时宫缩引起的疼痛;担心胎位不正而导致难产。

(3)身体不适:2 名孕妇时常有恶心感;3 名孕妇有耻骨痛、尾骨痛或腰背痛症状;4 名孕妇有入睡困难、睡眠浅、白天精神状态不佳等表现。

2.4.1.3　音乐喜好评估

通过一对一的访谈,音乐治疗师了解 9 名孕妇的音乐喜好、音乐习惯及其参加音乐治疗的意愿度。

(1)喜欢音乐的程度(非常喜欢、比较喜欢、一般、不太喜欢、非常不喜欢):6 名非常喜欢,2 名比较喜欢,1 名一般喜欢。

(2)参加音乐治疗的意愿(非常愿意、比较愿意、一般、不太愿意、非常不愿意):7 名非常愿意,2 名比较愿意。

(3)能使自己放松的音乐:多数孕妇喜欢舒缓的音乐,尤其有流水声、鸟叫声、海浪声的大自然音乐。

（4）音乐学习经历：所有孕妇均只接受了中小学音乐教育，无其他音乐学习经历（如学习声乐或某种乐器）。

（5）音乐在生活中的地位：全部孕妇均认为音乐非常重要，是缓解压力的重要途径，也是生活的必不可缺的调味品。

2.4.2　治疗计划制定

音乐治疗师通过初步评估，并与产科医生商议，最后决定本次音乐治疗以团体活动为主，家庭练习为辅；团体活动每周 1 次，每次 60 分钟，共 5 次；以孕妇为主，鼓励孕妇的丈夫积极参与。

2.4.2.1　治疗目标

长期目标：(Goal，以下缩写 G)

G1：提升孕育幸福感；

G2：缓解孕期身体不适症状。

短期目标：(Objective，以下缩写 O)

O1：至 2017 年 8 月 30 日止，在连续 5 次(1~5 次)的音乐治疗干预中，每次有 7 名以上孕妇通过言语反馈其焦虑、恐惧等负性情绪得到缓解；（根据长期目标 1 制定，以下省略为 "G1"）

O2：至 2017 年 8 月 30 日止，在连续 4 次(2~5 次)的音乐治疗干预中，每次有 7 名以上孕妇表达有孕育喜悦感、幸福感；(G1)

O3：至 2017 年 8 月 30 日止，在 5 次音乐治疗干预后，2 名孕妇反馈孕吐感减弱或消失；(G2)

O4：至 2017 年 8 月 30 日止，在 5 次音乐治疗干预后，3 名孕妇反馈身体疼痛感减弱或消失；(G2)

O5：至 2017 年 8 月 30 日止，在 5 次音乐治疗干预后，4 名孕妇反馈入睡更快、睡得更安稳。(G2)

2.4.2.2　治疗方案

第一阶段：放松自我。在第 1 次音乐治疗中，通过 "音乐呼吸" 训练，孕妇达到放松的状态，增强对自己身心的可控感。从心理学角度讲，可控感有助于缓解个体的消极情绪，增强自信心。

第二阶段：亲近他人。在第 2 次和第 3 次音乐治疗中，孕妇学习 "音乐抚触" 和 "音乐联结"，以身体接触和想象为途径，加深与丈夫的接触和沟通，建立与宝宝的情感联结。和谐的家庭关系是孕(产)妇的重要社会支持来源，可以帮助孕(产)妇积极地应对妊娠、分娩或产褥期的应激事件。

第三阶段：融入自然。在第 4 次和第 5 次音乐治疗中，运用 "歌曲演唱 +

即兴演奏"和"歌曲讨论 + 肢体律动",帮助孕妇与环境、与自然更好地融合,相信自然本能,建立对分娩和抚育孩子的信心。

2.4.3　治疗干预实施（注：由于篇幅原因,仅呈现音乐治疗核心内容）

【2017-8-2　第 1 次】

1. 治疗主题　放松自我。
2. 治疗方法　音乐呼吸。
3. 治疗对象　9 名孕妇。
4. 治疗过程

（1）感知节拍：音乐治疗师播放音乐 Pole（Djelem）,带领孕妇们以舒适的身体动作（点头、挥手等）感受四拍子的节拍规律,同时数"1-2-3-4,1-2-3-4"。

（2）音乐呼吸：音乐治疗师用语言引导：聆听音乐的旋律,感受节拍的规律,数"1、2、3、4",然后呼 4 拍,感受身体随之慢慢放松的过程（图 2-1）。

音乐节拍：| × × × × | × × × × | × × × × | × × × × |
呼吸节奏：　1　2　3　4　呼 — — —　1　2　3　4　呼 — — —

图 2-1　四拍子的音乐呼吸

（3）音乐呼吸与音乐想象：音乐治疗师播放音乐,同时用语言引导："选择一个舒适的坐姿,让身体慢慢放松；聆听外界的声音,这些声音都将帮助你进入放松的状态；感受身体与沙发、地面接触的部位,感觉自己身上所有的重量都沉向沙发和地面,身体变得越来越轻盈……当音乐响起,感受音乐的节拍规律,逐渐地让呼吸节奏与音乐节拍同步……关注自己的呼吸、关注自己的身体……想象有一道柔和的温暖的光,罩在自己的周围,隔离外界的一切纷扰嘈杂……感受自己身心完全的放松。"

（4）布置家庭练习：每天练习四拍子的音乐呼吸 3 次（每次一首音乐的时长）,白天 2 次,晚上入睡前 1 次。

5. 效果评价　在第一次音乐治疗干预中,9 名孕妇参与度高,其中 8 名反馈音乐呼吸可以消除杂念、放松身心（O1）；1 名反馈没有感觉。此外,1 名孕妇表示孕吐感有所减弱。

【2017-8-9　第 2 次】

1. 家庭练习反馈　2 名孕妇每天练习 3 次、5 名孕妇每天练习 2 次、2 名孕妇每天练习 1 次。所有孕妇都反馈音乐呼吸可以使身心放松、情绪平和、专注力更高（O1），其中有 2 名孕妇反馈音乐呼吸可以帮助入眠（O4）。

2. 治疗主题　亲近他人。

3. 治疗方法　音乐抚触。

4. 治疗对象　9 名孕妇与 2 名孕妇的丈夫。

5. 治疗过程

（1）抚触的要领：音乐治疗师讲解抚触的原理、作用及要领，并讲授"心型"抚触和"螺旋式"抚触的轨迹（图 2-2）。

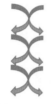

（2）"心型"音乐抚触：首先，音乐治疗师播放音乐 *Forever At Your Feet*（Oh Susanna）。其次，音乐治疗师用语言引导："此曲旋律悠远，歌词优美，如诗一般；温柔的女声里饱含着无限的眷恋，仿佛在诉说与伴侣之间的甜蜜往事，也好似在表达相守终身的意愿。"最

图 2-2　"心型"抚触与"螺旋式"抚触

后，音乐治疗师指导孕妇的丈夫随着音乐在妻子的后背做"心型"抚触。

（3）"螺旋式"音乐抚触：首先，音乐治疗师播放音乐 *A Lover's Concerto*（Lawrence）。其次，音乐治疗师用语言引导："小提琴明亮的音色将人带入到愉快的情绪里；钢琴与小提琴的音色交相辉映，如同伴侣之间的情感互动，共同演绎爱的协奏曲。"最后，音乐治疗师指导孕妇的丈夫随着音乐在妻子的后背做"螺旋式"抚触（图 2-3）。

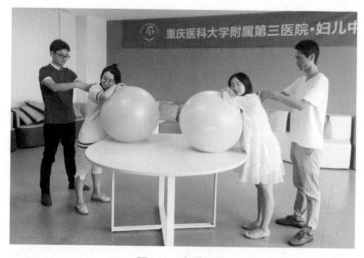

图 2-3　音乐抚触

（4）孕妇分享感受（部分）

孕妇 H："刚开始老公指尖触碰到背部，我觉得痒痒的，忍不住想笑。后来老公的指尖动作越来越慢、越来越温柔，我也逐渐放松和适应了。音乐抚触，让我感觉到自己被老公宠着、爱着，很舒服、很享受，也特别温馨、浪漫。"（注：老公，系女性对丈夫的爱称。下文同）

孕妇 I："音乐响起，我微闭双眼，关注自己的呼吸，感受吸气时新鲜的氧气透过鼻腔进入身体，滋养着我的每一寸肌肤以及腹中的小宝宝；随着均匀且缓慢的呼气，感觉到身体很放松。老公的手指像流水般拂过我的后背，这是"爱我"的真挚表达。我们的心仿佛在同频跳动，我感觉非常愉悦、非常幸福。"

（5）布置家庭练习：①每天练习 1 次四拍子的音乐呼吸（一首音乐的时长）；②每天练习 1 次"心型"抚触和"螺旋式"抚触（一首音乐的时长）。

6. 效果评价　本次活动为夫妻共同参与，丈夫到现场的 2 名孕妇反馈很放松，感受到了与丈夫、宝宝之间的联系，觉得很安全很幸福（O1、O2）；7 名丈夫未到现场的孕妇相互做音乐抚触，反馈身心都很愉悦、放松（O1）。（备注：丈夫的参与与否，使孕妇的内心感受发生比较明显的差异）

【2017-8-16　第 3 次】

1. 家庭练习反馈　上次丈夫到现场的 2 名孕妇反馈：有时自己为丈夫做音乐抚触，有时丈夫为自己做抚触，感觉彼此之间的感情更深更浓。上次 7 名丈夫未到现场的孕妇反馈：回家先教会丈夫音乐抚触的方法技术，然后丈夫再为自己抚触，感觉很惬意、很感动（O2）。

2. 治疗主题　亲近他人。

3. 治疗方法　音乐联结。

4. 治疗对象　9 名孕妇与 4 名孕妇的丈夫。

5. 治疗过程

（1）联结的体位：丈夫来到现场的孕妇，可以依靠着丈夫、与丈夫握手或其他简单肢体接触；丈夫没有来现场的孕妇则可以采用舒适坐姿。

（2）音乐联结：首先，音乐治疗师播放音乐 *My Special Mummy*（Raimond Lap），引导孕妇聆听音乐声中宝宝叫"妈妈"的声音，想象腹中宝宝的可爱模样，感受自己和宝宝的互动。其次，音乐治疗师播放音乐 *Chamuel*，*The Power of Worship*（Merlin's Magic），引导孕妇聆听音乐声中宝宝叫"爸爸"的声音，并引导孕妇想象宝宝与丈夫互动的情景。最后，音乐治疗师播放音乐 *Chamuel*，*The Power of Worship*（Merlin's Magic），并引导孕妇想象宝宝与自己及丈夫一起快乐生活的情景（图 2-4）。

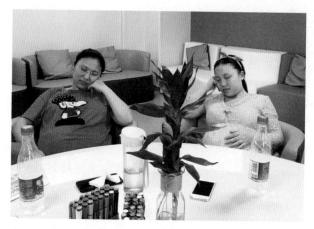

图 2-4　音乐联结

（3）孕妇分享感受（部分）

孕妇 C："听到第一段中宝宝叫'mummy'的声音后，我仿佛看到肚子里的宝贝懒洋洋地伸动胳膊和小腿。第二段音乐让我想起日常生活中的真实场景。我在床上躺着，老公用手摸着我的肚皮和宝贝聊天，宝贝仿佛能听懂老公说的话，时而踢着肚皮和老公互动。第三段音乐的画面感特别美，温暖的阳光、参天的大树、翠绿的草坪，老公抱着宝贝，我挽着老公，我们一家人开心、快乐、幸福！"

孕妇 E："第一段音乐，我想象着我的二宝出生的那一刻，平安、顺利且美妙！第二段音乐，我仿佛看到大宝牵着二宝的手，快乐地奔跑，如同鸟儿在天空中自由自在地飞翔。第三段音乐，在阳光普照、空气清新的公园里，我们一家四口嬉戏玩耍，其乐融融。"

（4）布置家庭练习：①每天练习 1 次四拍子的音乐呼吸（一首音乐的时长）；②每天练习 1 次"心型"抚触和"螺旋式"抚触（一首音乐的时长）；③每天练习 1 次音乐联结（一首音乐的时长）。

6. 效果评价　本次活动为夫妻共同参与，有 4 名孕妇的丈夫来到了现场（3 名孕妇与丈夫十指相扣，1 名孕妇依靠着丈夫）；其余 5 名孕妇身体放松，面带微笑，嘴角上扬（O1）。在分享环节中，所有孕妇都反馈很幸福很感动（O2），3 名孕妇眼睛泛着泪花。

【2017-8-23　第 4 次】

1. 家庭练习反馈　3 名孕妇反馈，由于丈夫应酬或出差而没能每天练习音乐抚触；4 名孕妇反馈，先练习音乐呼吸、再练习音乐联结，感觉非常好；2 名孕妇请假。

2. 治疗主题　融入自然。

3. 治疗方法　歌曲演唱、即兴演奏。

4. 治疗对象　7 名孕妇。

5. 治疗过程

（1）聆听歌曲：音乐治疗师介绍歌曲："开始的弦乐宁静而神秘，随后加入了富有韵律感的鼓点，蕴含着一丝活力；随着鼓点越来越强、越来越密集，活力也逐渐增强，让人感到越来越有力量；最后歌曲逐渐趋于平缓，弦乐和打击乐声音也达到平衡。"

（2）演唱歌曲：音乐治疗师分析歌曲："这首歌曲源自昆达利尼瑜伽，只有'ong namo guru dev namo'一句歌词，意思是无穷无尽的创造力和本能。"

音乐治疗师语言引导："当你歌唱的时候，感受喉部、胸腔以及身体其他部位的震动；感受所有人的歌声汇聚成一股强大的能量，能量进驻自己的身体；感觉自己是一个强大的女人，越来越自信，越来越有力量！"音乐治疗师与 7 名孕妇共同演唱歌曲。

（3）即兴演奏：首先，孕妇们选择自己喜欢的打击乐器，并分享选择这件乐器的原因。其次，每名孕妇自由演奏乐器，感受乐器不同部位产生的不同音色。然后，每名孕妇轮流当主角，以自己喜欢的固定的节奏型演奏乐器，其他孕妇模仿。最后，播放音乐 *Ong Namo Guru Dev Namo*（Amrit Kirtan），产妇们跟随音乐自发地即兴演奏。

（4）语言催眠：音乐治疗师激发孕妇们的信念："通过今天的聆听、歌唱与演奏，你已经深深地感受到了'ong namo guru dev namo'无穷无尽的创造力与本能；你是一个强大的女人，你有着生育宝宝的完美的身体，这是大自然赋予你的本能；这些积极信念将深深地进入你的身体与潜意识，帮助你快乐孕育、幸福生活。"

（5）布置家庭练习：①每天练习 1 次四拍子的音乐呼吸（一首音乐的时长）；②每天练习 1 次"心型"抚触和"螺旋式"抚触（一首音乐的时长）；③每天练习 1 次音乐联结（一首音乐的时长）；④每天唱 1 遍歌曲 *Ong Namo Guru Dev Namo*。

6. 评价及小结　本次活动，7 名孕妇反馈"歌唱真的具有神奇魔力"，感觉身心非常愉悦，集体演奏增进了彼此的友谊；感觉自己真的变得强大自信，相信生育本能，对分娩充满期待（O1、O2）。

【2017-8-30　第 5 次】

1. 家庭练习反馈　所有孕妇反馈 *Ong Namo Guru Dev Namo* 歌词简单易

唱。其中,1 名孕妇(二胎)反馈在家里教大宝唱这首歌,大宝也比较喜欢;3 名孕妇反馈工作太忙,偶尔唱一唱。

2. 治疗主题　融入自然。

3. 治疗方法　歌曲讨论、肢体律动。

4. 治疗对象　9 名孕妇。

5. 治疗过程

(1)聆听歌曲,演唱歌曲: *Child and Mother*(Nina Lee)

Sacred perfect wonderful beautiful

Sacred perfect wonderful beautiful

Journey of a mother

Give life to another

Bond like no other

Child and a mother

(2)歌曲讨论分享(部分)

孕妇 C:"很喜欢这种曲调柔和的音乐,让我感觉很温暖、很放松、很舒坦。最喜欢歌词是 'Sacred perfect wonderful beautiful',因为这是孩子和母亲紧密相连。"

孕妇 D:"柔和的旋律、美好的歌词、温柔的女声,听在耳朵里是音乐,进入内心是抚慰,让我变得柔软、祥和、喜悦,充满了爱和希望。最喜欢 'Journey of a mother, Give life to another',母亲给予孩子生命,孩子成全了母亲的母爱;孩子来到世上拥有母亲的保护和爱,因而能更加勇敢地面对人生;母亲因为孩子而散发出女人最绚丽的生命之光! "

孕妇 I:"感受到母亲与孩子那种神圣的关系,亲密不可割舍的联系,赋予孩子新的生命很伟大。最喜欢 'Journey of a mother , Give life to another',让我感受到了生命的伟大,爱的延续。"

(3)肢体律动:在音乐治疗师的带领下,孕妇们随着音乐做肢体律动。

sacred 手掌叠加,置于心脏部位;

perfect 手掌叠加,置于腹部;

wonderful 双手打开,向外向上延伸,置于头顶;

beautiful 双手交叉,徐徐往下,置于脸颊两侧(图 2-5);

journey of a mother 双手打开,身体顺时针方向旋转一周;

give life to another 与两侧的孕妇掌心相对,向前俯身,打开骨盆;

bond like no other 起身,牵手;

child and a mother 牵手,向右侧行进;

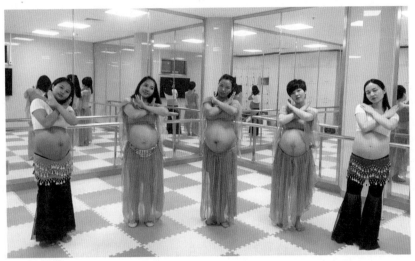

图 2-5　肢体律动

（4）布置家庭练习：①每天练习 1 次四拍子的音乐呼吸（一首音乐的时长）；②每天练习 1 次"心型"抚触和"螺旋式"抚触（一首音乐的时长）；③每天练习 1 次音乐联结（一首音乐的时长）；④每天演唱 1 遍歌曲 *Ong Namo Guru Dev Namo*（Amrit Kirtan）；⑤每天以 *Child and Mother*（Nina Lee）为主题，唱 1 遍和跳 1 遍。

6. 效果评价　7 名孕妇反馈感觉自己"如蝴蝶般在花丛中翩翩起舞"，越来越自信、越来越美丽，感受到孕期生活的自然、和谐及美好（O1、O2）；2 名孕妇表示自己肢体不协调。

2.4.4　治疗效果评价

5 次音乐团体活动后，音乐治疗师与 9 名孕妇进行了一对一的访谈，深入了解孕妇们的感受、体验及治疗效果。

孕妇 A："以前睡眠不好，有时梦到分娩时候痛苦的场面，容易惊醒，导致白天精神状态不太好。现在我每天心情都很平和，睡觉也比较安稳，我对未来充满信心与希望。"（O1、O5）

孕妇 B："宝宝是试管婴儿，所以我很担心宝宝的健康，甚至是过于紧张。遇到事情总往坏处想，比较消极。通过 5 次音乐治疗活动，我的身心都得到放松了。相信自己！相信宝宝！我开心地享受着孕期的每一天。"（O1、O2）

孕妇 C："由于有妊娠期肝内胆汁淤积症，我总担心宝宝的健康问题，经常愁眉苦脸，眼泪汪汪，胃口也不好。通过 5 次的音乐治疗，我能够坦然地接受

当下的一切,积极配合治疗;同时经常与宝宝心灵沟通,感觉一切都在朝好的方向发展。"（O1、O2）

　　孕妇D:"一胎未能成功顺产,心中一直很遗憾。这一胎很想顺产,又担心宝宝太大而无法实现,因此很焦虑,睡眠也不好。现在我觉得比较轻松,睡得也踏实了;我还经常在家里跳舞（肢体律动）,不仅缓解了耻骨疼痛,也增强了我的顺产信念,很期待二宝的到来。"（O1、O2、O4、O5）

　　孕妇E:"生大宝时遭受腹压、会阴撕裂的痛苦经历,一直让我有阴影。怀上二宝之后,我既兴奋也紧张,经常睡眠不好,腰痛。音乐治疗让我更加勇敢、自信、舒适,腰也不疼痛了,对二宝的出生少了担忧与害怕,多了期待与憧憬。"（O1、O2、O4、O5）

　　孕妇F:"宝宝的体重比正常值高,我担心不能顺产或会阴侧切、撕裂。现在我经常做音乐呼吸,放松身心;同时多想正向积极的一面,我相信自己会成为一个更加勇敢有爱的妈妈。"（O1、O2）

　　孕妇G:"超声显示宝宝脐带绕颈2周,我非常紧张害怕,甚至都不能好好吃饭和睡觉。通过5次音乐治疗,我的心情就放松了,睡得也安稳了;同时我经常和宝宝做音乐联结,告诉宝宝要从脐带里绕出来,相信一切困难都能迎刃而解。"（O1、O2、O5）。

　　孕妇H:"这一胎的孕吐反应特别严重,有时连黄疸水都吐出来了。我觉得很难受,也非常恐慌和害怕,不知道还要吐多久。'音乐呼吸'和'音乐抚触'的练习使我的身体更加放松,孕吐反应得到了缓解,紧张与恐惧大大减弱。"（O1、O3）

　　孕妇I:"孕期恶心呕吐,尾骨疼痛,丈夫不太能够理解我的感受,帮不上什么忙。音乐治疗中,老公温柔地抚触与爱抚,使我感受到他浓浓的爱意与关怀。享受着和老公的浪漫时刻,身体疼痛得到缓解,心情更加放松与愉悦,感受到孕育幸福感。"（O1、O2、O3、O4）

2.4.5　治疗结束/总结

　　通过5次的团体音乐治疗活动,9名孕妇在生理与情绪方面均得到明显的改善,同时也提升了分娩自信及孕育幸福感。团体治疗结束后,治疗师持续进行了每周一次的电话回访,直至每位孕妇分娩。

　　今后的类似案例,可以融入量化评估体系。如,使用焦虑自评量表、抑郁自评量表等检测情绪改善的效果,使用匹兹堡睡眠质量指数检测睡眠改善效果,使用目测模拟计数法检测身体疼痛症状的改善状况等。

2.5 分娩期音乐治疗案例

2.5.1 产前评估

通过产科医生介绍,孕妇(L 女士)与丈夫(Y 先生)于 2017 年 7 月 1 日联系音乐治疗师,表达想要进行音乐分娩的愿望。音乐治疗师阅读病历、与孕妇及丈夫面谈(2017 年 7 月 3 日),采集 L 女士与 Y 先生的相关信息。

2.5.1.1 个人信息

L 女士,27 岁,大专,文职;Y 先生,29 岁,本科,销售。预产期 2017 年 7 月 18 日。孕产史:G3P0(孕 3 产 0)。

2.5.1.2 B 超信息

单胎。

1. 胎儿超声测值　双顶径:94.9mm,头围:328mm,腹围:360mm,股骨长:71.2mm,估测胎儿体重(3579 ± 523)g。

2. 胎盘　位于子宫前壁,成熟度Ⅱ级,厚约 34mm,下缘距宫颈口 >70mm。

3. 羊水　羊水指数:88mm,最大深度约 50mm。

4. 脐带　可见 2 条脐动脉,1 条脐静脉,胎儿颈部未见压迹。

5. 胎儿即时心率　147 次 / 分。

B 超信息显示,胎儿、胎盘、羊水、脐带等一切正常。

2.5.1.3 情感史与分娩认知态度

L 女士与 Y 先生是青梅竹马,于 2010 年正式确立恋爱关系,2014 年结婚,2016 年 9 月怀孕。夫妻俩想要两个宝宝,并希望这一胎能够顺产。L 女士害怕生产过程中出现意外(如大出血、羊水栓塞等),有一定程度的恐惧和焦虑情绪。L 女士与 Y 先生夫妻感情和睦,Y 先生常常逗她开心,能够及时给予她关爱和支持。

2.5.1.4 音乐喜好(注:此段资料由 L 女士口述)

1.《九百九十九朵玫瑰》 “每次听到这首歌,我脑海里都会浮现这样的画面:我穿着白色的曳地长裙,头戴白色玫瑰花瓣编成的花环,站在九百九十九朵红玫瑰环绕成的圆形中央。老公身着黑色礼服,单膝跪地,手捧花束和戒指,向我求婚。虽然他向我求婚时没有这么浪漫,但我很喜欢这样美丽的意境!”

2.《问》 “这是我和他刚恋爱的时候经常听的歌,我们都很喜欢‘谁让你心动,谁让你心痛,谁会让你突然想要拥他在怀中’这几句歌词。他曾对我说:'很小的时候,当我牵着你的手就暗下决心,长大了一定要娶你'。"

3.《凉凉》"我与老公一起看电视剧《三生三世十里桃花》的时候,都被剧中的男女主人公真挚纯真的爱而感动。每每听到这首歌,我就会想起和老公之间的浪漫往事,我的心也更柔软。生活中我和老公之间有了矛盾,也能很快冰释前嫌、和好如初。"

4.《潇洒走一回》"在湖南电视台的《我是歌手》栏目里,我和老公看到叶倩文夫妻共同演唱了这首歌。虽然他们已不年轻,但他们的深情对望与动听歌声,深深地打动了我们。我俩情不自禁地跟着唱起来,并想着我们也要相濡以沫,潇洒走过这一生。"

2.5.2　产前宣教

2017 年 7 月 5 日和 8 日,音乐治疗师对 L 女士及其丈夫进行了音乐分娩的产前宣教,建立了良好的治疗关系。宣教内容包括以下 3 个方面:①良好的分娩信念:分娩是神圣的、完美的、精彩的、美丽的。②分娩的基础知识:子宫、胎盘、羊水、脐带、产程、早接触、早吸吮、早开奶、晚断脐等。③音乐治疗技术:音乐呼吸、音乐抚触、音乐曼舞等(图 2-6)。

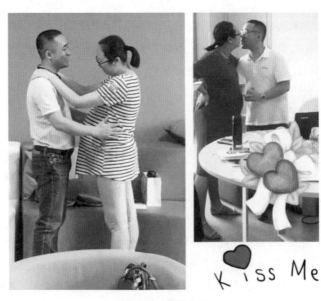

图 2-6　产前宣教

2.5.3　产程应用

一个正常的分娩过程,通常包含 4 个产程。通常来讲,第一产程在待产室,第二、三产程在产房,第四产程回到待产室。音乐治疗师会根据 4 个产程的特点选择不同的音乐治疗方法,帮助产妇顺利度过分娩期。

【第一产程】

第一产程是从规律宫缩开始,直到宫颈完全扩张为止。第一产程通常时间较长,最具挑战性。

7月11日凌晨3点左右,L女士在家中感受到宫缩,她播放音乐《九百九十九朵玫瑰》,随着音乐的旋律与节拍,在宫缩时用"音乐呼吸"来缓解疼痛。早上 8 点,L 女士的宫缩频率 5 分钟 1 次,每次持续 1 分钟,丈夫送她到医院准备住院待产。在等待入院的过程中,L 女士宫缩疼痛加强,但仍坚持做音乐呼吸与音乐联结。上午 9 点,L 女士入院,医生直接安排她进入待产室,并通过内检得知 L 女士的宫口已开至 3cm。(注:此段资料由 L 女士告诉音乐治疗师)

音乐治疗师到达待产室,随即开展音乐治疗。

阶段一:宫口从 3cm 至 6cm。

1. 评估

(1)生理评估:胎头衔接较好,宫缩规律,胎心胎动好,羊膜未破。(注:生理评估内容,从医生和助产士处获得)

(2)个人意愿评估:音乐治疗师征求 L 女士待产体位意愿(卧位、坐位、直立位等),L 女士表示想走走。

2. 音乐治疗干预

(1)音乐呼吸:有宫缩的时候,用音乐呼吸法。宫缩疼痛感较弱,就轻轻呼气;宫缩疼痛感较强,就大口呼气。

(2)夫妻曼舞(站位):L 女士与丈夫相拥而站,双手自然搭在丈夫的肩(图 2-7)。音乐治疗师播放歌曲《凉凉》并且语言引导:"让身与心在音乐的伴随下放松,感受丈夫的拥抱和爱,回忆生活中甜蜜、温馨、浪漫、美好的时刻……"

L 女士与 Y 先生的身体渐渐地轻轻摇晃,其幅度与方向随着音乐的音强与情绪而略有变化。

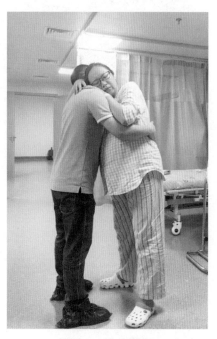

图 2-7　夫妻曼舞

（3）音乐抚触（站位）：Y先生站在妻子后面，手掌由上而下地在L女士的背部抚触（图2-8）。音乐治疗师播放歌曲《问》并且语言引导："顺着音乐的旋律，感受丈夫手掌往下的抚触，感受他的爱与力量，想象'baby down down down'，感受宝宝的下降、俯屈、旋转……，与宝宝共同努力，创造自己的美丽分娩。"

（4）骨盆韵律舞（坐位）：L女士坐在瑜伽球上，两腿分开，打开骨盆出口（图2-9）。音乐治疗师播放歌曲《潇洒走一回》并语言引导："感受骨盆周围的肌肉逐渐变得松弛，宝宝在松弛的空间里旋转下降。"L女士随着音乐而晃动骨盆，骨盆晃动节奏与音乐节奏协调统一。

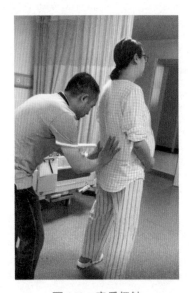
图2-8　音乐抚触

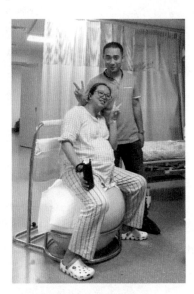
图2-9　骨盆韵律舞

（5）音乐想象放松（卧位）：在几项活动的间隔期，L女士偶觉疲乏，就上床休息，音乐治疗师就播放音乐 *The Liquid Path*（Dan Gibson）。同时语言引导："潺潺的流水声、啁啾的鸟鸣声，你仿佛置身于幽静的小树林里，蓝天白云、阳光灿烂、大树参天、鸟语花香……尽享这舒适惬意的大自然的美妙，期盼宝宝的降临。"

3. 评价

（1）11：20助产士内检，宫口开6cm。

（2）L女士很放松，多数时间是嘴角上扬，微笑状态，宫缩时候偶尔微蹙眉。

（3）Y先生不时亲吻妻子的脸、肩等身体部位，还常常跟随音乐而歌唱，非常享受的状态。

阶段二：宫口从 6cm 至 10cm。

1. 评估

（1）生理评估：自然破膜，羊水清亮。

（2）治疗师观察：午饭后，L 女士的宫缩愈发密集，3 分钟 1 次，每次持续 1 分钟。宫缩的时候，她的眉头紧蹙，并说"肛门很坠胀，很想用力，我有点受不了了。"

2. 音乐治疗干预

（1）音乐呼吸：音乐治疗师播放音乐《九百九十九朵玫瑰》并用语言引导："呼，呼，呼，呼……每一次呼气，都想象着呼到肛门坠胀的部位……"（注：此曲为四四拍，每拍往外呼气）

（2）音乐联结：宫缩间隔期的时候，音乐治疗师播放音乐 *Sea & Silence*（Deuter），并用语言引导："宫缩由弱到强、再由强到弱，犹如海浪一样，以放松的心态去迎接每一次宫缩，想象自己是在清晨暖阳下冲浪，宝宝在浪潮中正逐渐进入产道。"

（3）骨盆韵律舞：当宫口开到 8cm 之后，由于宝宝胎头下降，压迫直肠导致强烈的便意感。音乐治疗师就将分娩球放在床上，指导 L 女士趴在瑜伽球上，并随着音乐轻轻晃动骨盆。

3. 评价

（1）13：20，助产士内检，宫口开 10cm。

（2）L 女士宫缩时眉头由紧蹙变为微蹙，面部表情逐渐放松。

（3）Y 先生面带微笑，支持与鼓励 L 女士。

【第二产程】

第二产程是指宫颈完全扩张到宝宝娩出。在第二产程中，助产士会指导产妇用力并为其接生，音乐治疗通常作为辅助手段以鼓舞、激励产妇。

宫口开到 10cm，L 女士被推进了产房。在宫缩期的时候，L 女士在助产士的指导下，手拉产床扶手，眼看肚脐，屏气向下，将气息送到肛门处。音乐治疗师播放音乐 *Feel Good Sunshine*（Tim Myers），音乐充满动感与力量。宫缩间隔期时，音乐治疗师就切换音乐为 *The Liquid Path*（Dan Gibson），用鸟鸣声、水滴声与轻柔的旋律，营造一幅舒缓、宁静的画面；治疗师叮嘱 L 女士闭眼休息，同时指导 Y 先生间或性地亲吻与抚摸 L 女士。

1 小时后，宝宝娩出，Y 先生亲手剪断脐带。音乐治疗师随即播放音乐 *When A Child Is Born*（Libera）。此时音乐治疗师观察到 L 女士眼眶里泛着泪花，Y 先生情绪兴奋又激动。

【第三产程】

第三产程是指胎儿娩出到胎盘娩出这一段时期。第三产程的音乐治疗，通常播放产妇提前选取的欢迎宝宝的音乐，表达对孩子的爱与祝福，提升产妇分娩的喜悦感与幸福感。愉悦的情绪能促使大脑垂体的催产素及内啡肽的分泌，从而促进宫缩，防止产后大出血。

胎儿娩出后，助产士把新生儿放在 L 女士胸前，进行早接触、早吸吮、早开奶。治疗师播放音乐 *When A Child Is Born*（Libera）。圣咏般的旋律、清脆的童声合唱，使得当下更具仪式感，L 女士也更觉初为人母的神圣与美好。

【第四产程】

第四产程指胎盘娩出至产后两小时，也是母婴接触和母乳喂养的重要时期。通常播放产妇喜欢的音乐或者经常播放的胎教音乐，激发母亲的幸福感与角色感，尽享甜蜜温馨的亲子时光。

音乐治疗师播放音乐《凉凉》，观察到 L 女士搂着宝宝，神情感动而享受。待产室的助产护士与其他产妇也表示喜欢这首歌。音乐治疗师本人也感觉到浓浓的幸福感与满满的成就感。

【产后第三天】

音乐治疗师带领未分娩的几个孕妇来到病房，为 L 女士一家跳《宝宝欢迎舞》（图 2-10）。L 女士和 Y 先生表示"太幸福了，感受到初为人父母的爱与情怀"。

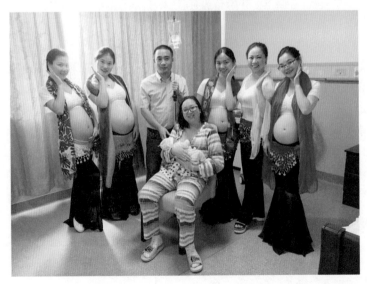

图 2-10　L 女士全家接受祝福

2.5.4 产后评价

2.5.4.1 助产士评价

"该产妇第一产程从 3cm 开到 10cm 的时间是 4 小时 20 分,第二产程 1 小时,产程进展很顺利。产妇的情绪很稳定,身体很放松,没有其他产妇的恐惧、紧张、焦虑或大喊大叫等表现。全程没有使用硬膜外镇痛、没有使用人工合成缩宫素。"

2.5.4.2 产妇评价

"音乐分娩,对于我真的是一趟美丽温馨的历程。虽然有疼痛,但期间伴随着浪漫与温馨,我感觉我像一朵逐渐绽放的玫瑰花,完成了从女人到母亲的美妙历程!"

2.5.4.3 产妇丈夫的评价

"音乐分娩,让我和妻子重温婚礼时的浪漫与美好!虽然是她生孩子,但我参与其中,共同迎接我们宝宝的诞生,真是无法用言语表达的幸福呀!"

2.5.4.4 产妇一月后反馈

"我脑海中还常常浮现出宝宝在音乐的陪伴中来到我身边的画面。宝宝是被温柔地娩出,所以宝宝的情绪表现得很好,我和宝宝相处得非常默契,有很多心灵共鸣!"

2.5.5 结束/总结

在本案例中,音乐治疗师根据不同的产程特点,选择相应的音乐治疗方法,提高了产妇分娩的信心和勇气,增进了产妇与丈夫的情感联结,促进了自然分娩、创造了浪漫分娩。

丈夫的参与,是本案例的亮点。分娩,不再是产妇独自奋战的煎熬,而是夫妻双方共同迎接新生命的美妙历程。这些美好的感受与体验,将成为积极心理资源,滋养夫妻双方以后的人生。

医护人员受益,是本案例的延展效应。医护人员反馈,大家都为产妇与其丈夫之间的情感互动深深感动。同时产程中播放的各类音乐使人轻松愉悦,极大程度地缓解了医护人员的工作压力,提升了幸福感。

2.6 产褥期音乐治疗案例

2.6.1 治疗前期准备

2.6.1.1 资料搜集

某高端月子会所定期开展团体音乐治疗活动,目的是让产妇放松身心、幸福养育。每名产妇均有一次参加的机会。通过与月子会所的工作人员交流,音乐治疗师了解到即将参加团体音乐治疗的 6 位产妇的基本信息(表 2-2)。

表 2-2　产妇基本情况

产妇	年龄	分娩时间	分娩方式	胎数	学历	职业
产妇 1	29	2016.12.25	顺产	1 胎	本科	律师
产妇 2	29	2016.12.2	顺产	1 胎	研究生	咨询师
产妇 3	37	2016.12.21	顺产	2 胎	研究生	插画师
产妇 4	34	2016.12.3	顺产	1 胎	研究生	人事主管
产妇 5	31	2016.12.16	剖宫产	1 胎	研究生	自由职业
产妇 6	30	2016.12.23	剖宫产	1 胎	研究生	投资经理

(信息采集日期:2017 年 1 月 4 日)

2.6.1.2 初次面谈

通过一对一的访谈,音乐治疗师了解到 6 名产妇的总体情况。

(1)产后 40 天以内;

(2)所有产妇经常夜里给宝宝喂奶,睡眠质量下降;

(3)5 名产妇对自己目前的状态不是非常满意,有些疲惫;1 名产妇谈到孩子哭闹时眉头紧锁。

2.6.1.3 音乐喜好评估

通过填写音乐喜好表,音乐治疗师了解到产妇喜爱的音乐风格和曲目(表 2-3)。

表 2-3　音乐喜好

姓名	音乐风格喜好	能使自己放松的音乐	喜欢的大自然的声音
产妇 1	瑜伽唱诵的音乐	*Trance*	鸟鸣声
产妇 2	班得瑞音乐	《神秘园之歌》	海浪声

续表

姓名	音乐风格喜好	能使自己放松的音乐	喜欢的大自然的声音
产妇 3	古典音乐	《小夜曲》	溪水声
产妇 4	轻音乐	《菊次郎的夏天》	鸟鸣声
产妇 5	轻音乐	《D 大调卡农》	风声
产妇 6	古典音乐	《蓝色多瑙河》	海浪声

2.6.2　治疗计划制定

音乐治疗师向各位产妇介绍了音乐治疗的目标及工作方式,并解答了产妇们的疑问,确定了治疗方式及目标。

治疗主题:爱的赋能。

治疗目标:放松身心,改善睡眠;挖掘内心积极资源,加强角色转变与认知;激发更大的心理潜能,提升养育幸福感。

治疗方法:歌词改编、音乐想象、音乐绘画、歌曲讨论、肢体律动等。

治疗时间:90 分钟。

治疗地点:月子会所活动室。

2.6.3　治疗干预实施

2.6.3.1　自我介绍

治疗师播放音乐 *Funga Alafia*(Paula Gilbert),伴随着具有浓郁部落风情的非洲鼓点,产妇们的身体不由自主地轻微晃动。音乐治疗师鼓励产妇们以说的方式介绍自己的姓名,最后跟随音乐旋律逐步唱出来(图 2-11)。

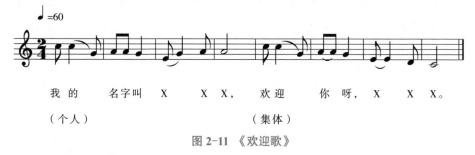

图 2-11　《欢迎歌》

2.6.3.2　语言赋能

1. **集体诵读**　音乐治疗师引导所有产妇将左手置于腹部、右手置于胸前,一起诵读赋能箴言,将爱的感觉通过语言进行无限放大,以声音激发内心力量,唤醒积极资源,充分地感知爱、体会爱。赋能箴言如下:

每个清新的早晨

我在爱中,慢慢地醒来

我是美丽的,我是伟大的,我是充满爱的妈妈

我适应现在的生活

适应新的角色,适应我的宝宝

我是美丽的,我是伟大的,我是充满爱的妈妈

2. 个体创作　在诵读完后,音乐治疗师鼓励产妇们与自己的内心沟通,选择自己最喜欢的箴言,或修改箴言。

产妇 1:在新的生活中,我用微笑面对每一天。

产妇 2:我的生活是美好的,我的家人是健康的,我的内心是喜悦的。

产妇 3:宝贝,欢迎你的到来,我会用纸和笔记录你的每一个第一次,以及和姐姐在一起的快乐时光。

产妇 4:我是伟大的母亲,我是贤惠的妻子,我是好儿媳,我更是我自己。

产妇 5:因为宝贝的到来,我的生活更加完整。

产妇 6:我是唯一,我是不可替代的。

2.6.3.3　歌唱赋能

1. 聆听音乐　音乐治疗师播放音乐 *Long Time Sun*(Snatam Kaur),并语言引导:"伴随着柔和的女声,整个人仿佛沐浴在和煦的阳光里,向着前方的光明,一步一步前进。笼罩全身的光芒好像把我们的灵魂都洗涤净化了一样,身体越来越轻盈,感觉越来越放松……"

2. 歌唱赋能　音乐治疗师带领产妇把自己的赋能箴言在音乐声中表达出来。产妇们用歌声表达自己的赋能箴言后,笑容都更加灿烂,眼睛也都更加明亮。她们说:"没想到自己可以用歌唱表达内心想法,觉得自己潜能无限;在优美旋律音乐的伴随下,箴言对心灵的积极引领作用增强了,心情也随着音乐变得愉悦和顺畅。"

2.6.3.4　想象赋能

1. 音乐想象　音乐治疗师播放音乐《安静的想法》(神山纯一),指导产妇们选择舒适姿势,进行音乐想象放松。"音乐声带你进入一个小树林,你沿着溪水边的小径前行,来到了一个宽阔的草原……草原上开满了五颜六色的花,散发着清香……温暖的阳光、轻柔的风声、清脆的鸟叫、沁人心脾的花香……你的身体完全地融入到大自然里……你在微笑,你很放松,你感觉此刻的自己充满了能量……记住充满能量的感受……关注自己的呼吸,让每次的呼气长一点,深一点……你在未来的任何时候,可以通过呼吸再次回到充满能量的状态……好的,我准备将你唤醒了……现在我从 5 数到 1,你就带着这些

美好的体验回到现实生活中来。5……4……3……2……1……轻轻活动一下双手、双脚,在你觉得舒服的时候慢慢地睁开眼睛。"

2. 音乐绘画 待清醒后,治疗师询问产妇们的感受,"身体是否感到了放松?""脑海中会有画面吗? 如果有,请用纸笔把这画面画出来;若没有,也可以画出自己在此刻的心情或感觉。"音乐治疗师再次播放《安静的想法》(神山纯一),产妇们在音乐的伴随下,用画画表达自己的所见所感。

音乐治疗师用语言引导:"当感官向头脑中传递画面时,外在的干扰会降到最低。感受自己的身体与心灵在一起,感受生活就在自己的掌控中,任何事情都没有想象的那么艰难。现在,看着你的画,关注你的美好感受,记住这美好感受;将来的任何时候都可以将这幅画拿出来,重温这种美好感受,帮助自己更加放松、更加悦纳自己。"

2.6.3.5 舞动赋能

1. 演唱歌曲 音乐治疗师带领产妇一起演唱歌曲 *I Am Happy*(Snatam Kaur):

I am happy

I am good

Sat Nam Sat Nam Sat Nam Ji

Wahe Guru Wahe Guru Wahe Guru Ji

2. 再创造式舞蹈 音乐治疗师请所有产妇站到活动室的中间围成圆圈,带领大家一起舞动。

I am(右手拍左胸)happy(右手五指打开,在右脸旁边晃动)

I am(右手拍左胸)good(右手竖起大拇指,往前延伸)

Sat Nam Sat Nam Sat Nam Ji(双手在左下、右下、左上和右上方击掌)

Wahe Guru(右手放下)Wahe(左手放下)Wahe Guru Ji(双手比画心型,置于左胸)

最初舞动的时候,产妇们动作比较僵硬。音乐治疗师用语言引导:"将身体与心灵完全地交付给音乐,让音乐带领自己,不用思考、不用评价,只是跟随着音乐。"产妇们慢慢地放松身体,尽兴地舞蹈;有的产妇闭上双眼,跟随音乐舞蹈。

2.6.3.6 赋能深化与结束

音乐治疗师让所有产妇手拉手,关注手与手之间的联结,感受能量的传递和交流,并用一个词语表达此刻的心情。6 名产妇分别表达的词语是:震撼、圆满、自在、开心、放松、欢乐。在所有产妇表达完此刻的感受后,音乐治疗师请产妇们闭上双眼,关注呼吸,再次对产妇进行语言赋能:"我是伟大的,我是

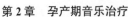

幸福的,我是充满着能量的。这份能量一直伴随我、鼓励我、支持我,让我更有勇气更有能力地面对以后的生活。"

2.6.4 治疗效果评价

2.6.4.1 治疗师的评价

刚进治疗室的时候,4名产妇无表情、2名产妇流露出怀疑的眼神。随着音乐治疗活动的深入,产妇们的微笑增多,给予治疗师正向语言回馈,身体逐渐变得放松。

在"歌唱赋能"中,3名产妇眼里泛着泪花,2名产妇声音微微颤抖、面色泛红。在"赋能深化与结束"环节,音乐治疗师明显感受到左右两边产妇双手的力量。

2.6.4.2 产妇的评价

产妇1:"我是一个严谨、理性的人,职业处在上升期,孕期也一直在加班,精神总是处于高度紧绷的状态。没想到在短短的90分钟内,我的整个身心都是放松的,我已经很久没有这样的感觉了,真的觉得特别舒服。我给本次活动打98分。"

产妇2:"我之前听过别的心理课程,那些课程都是知识性的传授。本次活动,让我们以说、唱、跳、画来表达自己的感受与体验,让我好好地爱自己,然后再去爱孩子、爱家人。我非常喜欢,给本次活动打90分。"

产妇3:"结婚生子,在我看来都是顺其自然的事情,我也很享受现在的生活。而本次活动给我的生活增添了许多爱的能量,我给本次活动打100分。"

产妇4:"现在我的脑海中还是咱们刚才跳舞的那首音乐,有种被'洗脑'的感觉。但是我很喜欢这种感觉,谢谢老师的带领,我给本次活动打100分。"

产妇5:"生完宝宝后,我的身体其实是有点疲惫的。但这次我觉得身体还挺放松的,我给本次活动打90分。"

产妇6:"今天的活动我觉得非常快乐,还学到了把心里想说的话用唱的方式表达。一会儿课程结束后,我就把心里话唱给我的宝宝、唱给我的老公听。我给本次活动打100分。"

2.6.4.3 家人、朋友等的评价

3名产妇的妈妈观摩了本次课程,她们均表示:"第一次看到音乐治疗活动,很新颖,不单单听音乐,还能学到很多方法,期待下次的音乐治疗活动。"

2.6.5 治疗结束/总结

本案例以提升产妇的积极心理状态为核心目标,通过4种不同的赋能方

式让产妇相信自己的能力,降低无能感;让产妇感受家人的爱和支持,减少无助感;让产妇们相互鼓励、相互交流,消除孤独感。

今后的类似案例中,可以在团体音乐治疗的同时,辅以个体音乐治疗;也可以设计不同的治疗主题,供产妇选择;还可以扩大音乐治疗对象范围,邀请产妇的丈夫、母亲、婆婆共同参与,增强家人之间的沟通交流,帮助产妇获得更高的社会支持感,开启幸福养育的新生活。

（范 尧　赵越迪　周明芳　卢 望　唐 珊　罗 婷）

（周明芳,护理学博士,副教授,重庆医科大学附属第三医院产科护士长）

（赵越迪,奥尔夫一级教师,杭州蒙台梭利商务咨询有限公司培训专员）

（罗婷,重庆医科大学心理健康教育与咨询中心教师）

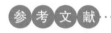

［1］Leff-Gelman P, Mancilla-Herrera I, Flores-Ramos M, et al. The immune system and the role of inflammation in perinatal depression［J］. Neuroscience bulletin, 2016, 32（4）: 398-420.

［2］Bjelica A L, Kapor-Stanulović P. Pregnancy as a psychological event［J］. Medicinski pregled, 2004, 57（3-4）: 144-148.

［3］孙露. 孕期情绪症状与不良妊娠结局的队列研究［D］. 安徽医科大学, 2012.

［4］陶慧慧, 邵婷, 倪玲玲, 等. 母亲孕期情绪症状与学龄前儿童情绪和行为问题关系的出生队列研究［J］. 中华预防医学杂志, 2016, 2: 129-135.

［5］何乾三. 黑格尔的音乐美学思想［J］. 音乐研究, 1984（01）: 43-67.

［6］薛一涛, 孟宪卿, 苏文革, 等. 情绪因素对健康人心血管及神经内分泌系统的影响初探［J］. 中医药临床杂志, 2009（5）: 395-398.

［7］安力彬, 陆虹. 妇产科护理学. 第6版［M］. 北京: 人民卫生出版社, 2017: 49

［8］González J G, Miranda M I V, García F M, et al. Effects of prenatal music stimulation on fetal cardiac state, newborn anthropometric measurements and vital signs of pregnant women: a randomized controlled trial［J］. Complementary therapies in clinical practice, 2017, 27: 61-67.

［9］国际生育教育协会. 怀孕分娩, 了解了你就不怕了［M］. 北京: 中国妇女出版社, 2014.

［10］陈改婷, 郭洪花. 脑区缩宫素在正常分娩助产护理中临床意义的研究进展［J］. 中国妇幼保健, 2015, 30（32）: 5721-5724.

［11］张转. 产后雌激素撤退对情感行为与海马神经再生的影响及其机制探讨［D］. 南京医

科大学, 2017.

[12] Sen H, Yanarateş O, Sızlan A, et al. The efficiency and duration of the analgesic effects of musical therapy on postoperative pain[J]. Agri: Agri (Algoloji) Dernegi' nin Yayin organidir= The journal of the Turkish Society of Algology, 2010, 22 (4): 145–150.

[13] Lee S M. The Effects of Music Therapy on Postpartum Blues and Maternal Attachment of Puerperal Women[J]. Journal of Korean Academy of Nursing, 2010, 40 (1). 194–199

[14] 赵玉洁. 产后抑郁症患者应用音乐疗法辅助治疗的护理效果研究[J]. 实用妇科内分泌杂志: 电子版, 2016, 3 (21): 197–198.

[15] 章萍. 音乐调理对孕期焦虑症和产后抑郁症防治的临床研究[J]. 中国继续医学教育, 2017, 9 (28): 113–114.

[16] 刘海华. 客体关系理论对 0~3 岁儿童心理健康教育的启示[J]. 教育探索, 2012, 08: 126–127.

[17] 赵茂矩, 徐秀莲, 李玉华, 等. 母婴安全依恋关系与婴儿情绪情感[J]. 中国妇幼保健, 2007 (13): 1778–1780.

[18] Whipple J. The effect of parent training in music and multimodal stimulation on parent-neonate interactions in the neonatal intensive care unit[J]. Journal of Music Therapy, 2000, 37 (4): 250–268.

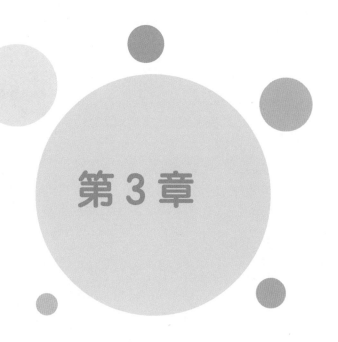

第 3 章

特殊儿童音乐治疗
——跳动的成长音符

音乐是丰富又多彩的艺术媒介,儿童很容易被音乐吸引并对音乐敞开内心。对于有特殊需要的孩子们而言,音乐是开启孩子们心灵世界的一把钥匙。在音乐治疗师的引导与协助下,孩子们不断进行各方面的功能学习与训练,在音乐的陪伴下茁壮成长,开启崭新的生命旅程。

3.1　特殊儿童音乐治疗的含义

3.1.1　特殊儿童的概念

传统的特殊儿童概念有狭义、广义之分。狭义的特殊儿童主要是指残疾儿童,又称"障碍儿童",是指在身心发展上有各种缺陷的儿童。广义的特殊儿童是指与正常儿童在各方面有显著差异的儿童。这些差异可表现在智力、感官能力、情绪和行为发展或言语等方面,它既包括发展上低于正常发展的儿童,也包括高于正常发展的儿童以及有轻微违法犯罪的儿童。随着社会的发展和观念的进步,人们提出了"特殊需要儿童"(child with special needs)或"特殊教育需要儿童"(child with special education needs)的概念。

1994 年,联合国教科文组织为了倡导和深化全民教育,召开了"世界特殊需要教育大会",会议文件《萨拉曼卡宣言》和《特殊需要教育行动纲领》引用了"特殊需要教育"概念并提出了"全纳教育"的思想。文件指出:特殊需要儿童,即一切身体的、智力的、社会的、情感的、语言的或其他的任何方面有特殊教育需要的儿童和青年,包括残疾儿童和天才儿童、流浪儿童和童工、偏远地区和游牧人口的儿童、语言或种族或文化方面属少数民族的儿童,以及处于其他不利处境或边际区域或群体的儿童。自此,"特殊教育需要儿童"的说法逐步取代了"特殊儿童"[1]。

在本章,我们将"特殊教育需要儿童"简称为"特殊儿童"。特殊儿童音乐治疗的对象主要是指特殊教育需要儿童中的身心障碍儿童。一般情况下,儿童是指年龄在 0~18 岁的未成年人,但是从特殊教育需要儿童的黄金干预期来说,以学龄前(0~6 岁)时期的干预效果为最佳。

3.1.2　特殊儿童的分类

3.1.2.1　以相关法规进行划分

相关法规的规定划分是各国特殊儿童分类的主要依据。这种划分主要以医学和心理学诊断为基础,即以临床症状、解剖、病理或生理特征为基础来划分。此划分可以比较明确地区分不同的残疾或障碍类型及其性质,是特殊儿童分类的基本原则和根据。我国 2011 年《残疾人残疾分类和分级》国家标准规定,按不同残疾类型分为视力、听力、言语、肢体、智力、精神和多重残疾七类。

3.1.2.2 以障碍系统特征进行划分

障碍的系统特征划分是根据障碍的某些相似性特征进行归类的一种划分方法,这种方法在特殊教育活动中的运用最为普遍,主要可分为感官性障碍、发展性障碍、身体健康障碍、沟通障碍和多重障碍儿童五类。

3.1.2.3 以障碍程度进行划分

根据障碍对儿童影响的程度,或障碍引起特殊需要的支持程度进行划分,可分为轻度与重度障碍儿童。

3.1.2.4 以障碍发生率进行划分

发生率又称出现率,是指在某一时间内一组人群中新发生的例数。依据障碍的发生率,可以把特殊儿童划分为低发生率障碍儿童和高发生率障碍儿童[2]。

3.1.3 特殊儿童音乐治疗的概念

特殊儿童音乐治疗是音乐治疗中的一个领域,是指音乐治疗师以特殊教育需要儿童为主要治疗对象(来访者),针对每一名儿童的个体需求来设定治疗目标,制定治疗方案,以疗育结合的理念,综合而丰富多样的互动式(主动式)音乐治疗方法技术,改善儿童的生理、心理及社会行为等方面的问题,帮助儿童获得自我认同、促进社会适应,获得更有质量的生活状态。

在以上定义中,"个体需求"和"互动式"是两个重要的关键词。

个体需求是指每一名特殊儿童都是独立的个体,拥有其自身的性格、习惯、成长节奏以及其先天或后天引起的疾病与症状表现。因此,音乐治疗师需要详细了解儿童的个体情况和疗育需求,有针对性地制定治疗目标和方案进行干预。

互动式(主动式)音乐治疗方法是与接受式(被动式)音乐治疗方法相反的概念。互动式音乐治疗方法是指音乐治疗师引导和帮助儿童主动参与到音乐治疗活动中,与治疗师或其他小组成员一同进行音乐体验和音乐创造。由于儿童的年龄特点表现为注意力时间短,活泼好动,喜欢新鲜事物,因此丰富有趣的互动式音乐体验比安静的接受式音乐体验更易于被儿童接纳和喜爱。互动式音乐治疗能帮助儿童持续保持注意力并在此过程中发展其认知、言语、运动、社交等多方面能力,促进多个方面的成长与发展。

3.2 特殊儿童音乐治疗的意义

儿童对于音乐有着天生的喜爱,虽然特殊儿童患有不同程度的身心障碍,但是他们对于音乐的反应与普通儿童相差无几,甚至往往更为强烈。只要给予特殊儿童适当且个性化的帮助,他们同样能参与到音乐活动中,享受音乐的乐趣,并在此过程中获得不同程度的改善和提高。

3.2.1　提高认知能力

音乐活动与人的各种认知能力相关联,包括感官(听觉、视觉、触觉等)、注意力、记忆力、观察力以及思维能力等。丰富有趣的音乐和乐器活动能持续吸引特殊儿童的注意力,有针对性的活动设计与应用可以使儿童得到认知能力的全面锻炼和提高。

3.2.2　提高运动能力

动力感十足的音乐能激发特殊儿童进行肢体运动的积极性,增强运动康复的主动性和持续性,锻炼大运动和精细运动能力,促进肢体协调,实现肢体康复。具有稳定节拍的动力性音乐能帮助步态不稳的儿童调整动作的节奏,建立步态的稳定性。

3.2.3　改善情绪

人本主义理念的音乐治疗活动为特殊儿童提供了愉悦、无压力的氛围以及帮助儿童释放情绪、表达自我的空间,从而帮助儿童快速适应环境,建立安全感。舒缓的音乐能安抚儿童的情绪,减轻焦虑,放松身心。来自音乐治疗师的鼓励与支持以及自由、即兴的创造性音乐活动能帮助特殊儿童建立自信,获得满足感和成就感。

3.2.4　提高言语能力

针对言语训练而设计的音乐活动及吹奏乐器的选用,可以帮助特殊儿童训练口腔肌肉,学会控制气息,增加发声和言语表达的主动性,提高说话的清晰度。

3.2.5　减轻疼痛

特殊儿童日常需要接受大量的康复训练,特别是一些肢体障碍儿童需要同时接受物理治疗、运动治疗、手法治疗等康复手段的干预。在训练过程中,儿童往往会感到不适甚至疼痛,此时音乐作为辅助手段能帮助儿童转移对疼痛的注意力,减轻不适。音乐的加入也使康复训练更易被儿童接受,从而促进训练的顺利进行。

3.2.6 提高社交能力

音乐作为一种非言语的沟通方式可以增进儿童与他人的互动。多样的团体音乐活动能帮助特殊儿童学会与他人合作,增强竞争意识,学会等待,使用文明用语等社交技能,从而提高儿童的人际交往能力和社会适应能力。

3.2.7 丰富闲暇生活

音乐可以帮助特殊儿童丰富闲暇生活,建立社交圈。音乐也可以成为推动"全纳教育"的一大助力,帮助特殊儿童与普通儿童实现融合与沟通,获得来自社会的认同和理解,增加儿童的自我价值感和认同感,从而更顺利地融入社会。

3.3 特殊儿童音乐治疗的目标

3.3.1 特殊儿童音乐治疗的总体目标

特殊儿童音乐治疗的总体目标可以用"疗育"两个字来概括。"疗"是指治疗与康复。音乐治疗师使用有针对性的音乐治疗方法帮助特殊儿童改善身心症状,并通过与其他康复师的团队医疗方式辅助儿童进行康复训练,以起到治疗与康复的作用。"育"是指教育与指导。由于特殊儿童处于不断成长发育的阶段,音乐治疗师应在治疗的同时给予儿童符合其年龄特点与个性发展需要的教育内容,帮助儿童学习生活常识和技能,为将来融入社会打好基础。

在特殊儿童音乐治疗领域,家长同样是音乐治疗需要关注的对象。一方面,音乐治疗师通过指导家长学习和掌握亲子音乐治疗的方法,使家长成为治疗师的协助者和支持力量,把音乐治疗的理念方法延伸到日常生活中。另一方面,特殊儿童的家长属于高焦虑群体,非常需要心理支持和帮助。因此,帮助家长调节情绪,减轻压力也是特殊儿童音乐治疗中重要的治疗目标。

3.3.2 不同障碍类别的音乐治疗目标

笔者根据特殊儿童的障碍类别以及自己的临床经验整理了相应的音乐治疗目标。

3.3.2.1 视力障碍儿童的音乐治疗目标

主要治疗目标包括：

（1）提高定向能力和空间感；

（2）发展社会交往能力；

（3）促进自我表达、调节；

（4）提升自信心和自我认同感；

（5）丰富闲暇生活，融入社会，提升生活质量；

（6）指导家长学习音乐亲子治疗方法，把治疗延伸到日常；

（7）帮助家长减压放松，调节情绪。

3.3.2.2 听力障碍儿童的音乐治疗目标

主要治疗目标包括：

（1）培养良好的听觉习惯，提高对声音的听辨能力，包括辨别声音的有无、声源方位、声音的特性（大小、高低、长短等）、不同的音色等；

（2）学会控制气息、改善发音，激发儿童发声的主动性，提高言语表达能力；

（3）调节情绪，消除训练疲劳，提高自信；

（4）提升专注力、认知能力，激发想象力和创造力；

（5）提高运动能力和肢体协调能力；

（6）培养社交能力，减少不适当行为；

（7）丰富闲暇生活，融入社会，提升生活质量；

（8）指导家长学习音乐亲子治疗方法，把治疗延伸到日常；

（9）帮助家长减压放松，调节情绪[3]。

3.3.2.3 智力障碍儿童的音乐治疗目标

主要治疗目标包括：

（1）提高注意力；

（2）提高感知能力和认知能力；

（3）提升运动能力；

（4）调节情绪，改善行为问题；

（5）提高社交能力和社会适应能力；

（6）提高学习能力；

（7）提高生活自理能力；

（8）丰富闲暇生活，融入社会，提升生活质量；

（9）指导家长学习音乐亲子治疗方法，把治疗延伸到日常；

（10）帮助家长减压放松，调节情绪。

3.3.2.4　肢体障碍儿童的音乐治疗目标

主要治疗目标包括：

（1）改善步态,辅助进行康复训练,提升肢体使用的主动性和控制能力;

（2）强化肌肉力量;

（3）增加动作广度;

（4）提高协调能力和平衡感;

（5）调节情绪,减少不适当行为,促进情绪情感的表达和释放,提高社交能力,提升自信心,提高自我认同和满足感;

（6）增进记忆力和学习能力;

（7）提升言语能力;

（8）丰富闲暇生活,融入社会,提升生活质量;

（9）指导家长学习音乐亲子治疗方法,把治疗延伸到日常;

（10）帮助家长减压放松,调节情绪。

3.3.2.5　自闭症儿童的音乐治疗目标

主要治疗目标包括：

（1）提高言语和非言语沟通能力;

（2）发展社交能力,扩大社交范围;

（3）提高言语表达和理解能力;

（4）减少仪式化、刻板等不适当行为;

（5）提高注意力和专注度;

（6）学会放松、调节情绪;

（7）丰富闲暇生活,融入社会,提升生活质量;

（8）指导家长学习音乐亲子治疗方法,把治疗延伸到日常;

（9）帮助家长减压放松,调节情绪。

通过以上特殊儿童的音乐治疗目标可以看出,每一类儿童都有其个性化的治疗需求,例如听障儿童的需求是改善听力及言语能力;自闭症儿童的需求是改善刻板行为和社交困难;肢体障碍儿童的需求是改善运动能力和步态。另一方面,所有类型的特殊儿童也都有共性的需求,例如提高注意力、认知能力、调节情绪、提升自信以及对于家长的指导和心理干预等。这些共性需求是在所有特殊儿童的成长过程中显现出来的教育性需求。主要治疗需求与共性需求的共存也恰好印证了特殊儿童音乐治疗目标应做到"疗育兼顾"。

3.4　特殊儿童音乐治疗的特性

3.4.1　活动方式

特殊儿童音乐治疗主要以互动式音乐治疗方式对儿童进行干预。互动式是指在音乐治疗中,儿童与治疗师或其他共处于音乐治疗空间的相关人员(辅助治疗师、康复师或团体治疗中的其他组员)之间通过丰富多样的参与式音乐活动进行互动与沟通,儿童在治疗师的引导和辅助下主动参与音乐体验和音乐创作。

3.4.2　活动分组

特殊儿童音乐治疗的活动分组方式为:个体治疗(治疗对象为一名儿童)、小组治疗(治疗对象为多名儿童)、亲子治疗(儿童与家长共同参加,包括个体亲子治疗和团体亲子治疗)、家长治疗(治疗对象为家长,包括个体家长治疗和团体家长治疗)。

3.4.3　活动内容

特殊儿童音乐治疗的活动内容包括:乐器演奏(即兴演奏与非即兴演奏)、音乐游戏(发声类、听辨类、认知类、精细运动类、大运动类等)、发声与歌唱、律动与舞蹈、歌曲创作,以及音乐与其他活动方式的组合(音乐绘画、音乐书写、音乐剧等)。

3.4.4　音乐选择与使用

特殊儿童音乐治疗中使用的音乐包括:现有音乐、原创音乐和即兴创作的音乐。

现有音乐包括:传唱度高的儿童歌曲、动漫歌曲、不同类型的纯音乐等。

原创音乐包括:治疗师为儿童创作的音乐或与儿童共同创作的音乐。很多原创音乐中会放入儿童的名字或喜爱的事物,增添儿童的参与兴趣与成就感。

即兴创作的音乐是指在音乐治疗过程中,治疗师与儿童进行即兴演奏时迸发出的灵感片段。此灵感稍纵即逝,在家长同意的情况下可使用录音或录视频的方式记录即兴演奏的音乐,并将其发展为原创音乐。

3.4.5　常用乐器

在特殊儿童音乐治疗中,乐器作为一个有效的沟通工具和治疗媒介起到了重要的作用。每种乐器独特的形状、声音、功能和情绪特征对于儿童来说都是强有力的感觉刺激,能引发儿童的不同反应,儿童通过看、听、触摸乐器,能在感知、运动能力上获得有益的影响和提高。

治疗用乐器通常分为五大类:旋律乐器(钢琴、吉他等)、打击乐器(非洲鼓、卡巴萨等)、音效乐器(海洋鼓、雨声筒等)、自制乐器(锅碗瓢盆等餐具制作的鼓组、矿泉水瓶做的沙锤等)以及身体乐器(拍手、跺脚等)。

3.5　脑瘫儿童音乐治疗案例

3.5.1　治疗前期准备

3.5.1.1　资料搜集

洋洋(化名),男孩儿,5 岁。痉挛性脑瘫(双侧瘫,轻度)。症状表现为运动发育落后。曾接受 PT、OT 等干预方式。性格开朗,喜欢唱歌。家长反映洋洋非常爱听音乐,希望帮助孩子开发更多的音乐潜能(由于家长对音乐治疗不了解,其期望往往倾向于教育性,认为音乐治疗的目的是培养音乐能力,因此音乐治疗师与家长进行了沟通,解释了音乐治疗与音乐教育的区别,帮助家长理解了音乐治疗的理念)。

3.5.1.2　初评估

2014 年 12 月 16 日,洋洋参加了第一次音乐治疗评估。评估主要通过与评估内容相适应的音乐活动进行,项目包括:语言、运动、情绪情感、人际沟通、认知以及音乐能力评估。方法为观察记录法,以下为初次评估的结果:

(1)语言能力:发音清晰,能主动与治疗师进行语言交流。

(2)运动能力:能正常站立、独立行走。步速较慢,步态异常,无法完成跑、跳、蹲等动作。坐在无靠背的凳子或垫子上时无法保持平衡,需有人帮助支撑身体。右手精细运动尚可,能完成部分乐器的抓握与操作。左手精细运动差,无法完成抓握、手指捏物和独立伸指,且极少主动使用左手。运动协调能力差,肌张力强,动作僵硬,肢体运动的效率和准确性差。

(3)情绪情感:情绪稳定,性格开朗友好,活动参与度和配合度高。

(4)人际沟通:人际沟通能力较好,虽有些害羞,但对治疗师无拒绝反应。

互动时与治疗师有对视,有主动言语表达及情绪反馈。

（5）认知能力:对有兴趣的音乐活动能保持长时间的注意力。能听懂治疗师的指示并进行言语及行为反馈,能辨识物品。记忆力与认知能力未发现障碍。

（6）音乐能力:节奏感好,右手用鼓敲节奏时能保持一定的规律性,能完成四分音符、八分音符及附点四分音符的模仿。节奏记忆为两小节长度。歌唱音准好,发音清晰。左手肌肉控制能力差,无法进行准确的节奏敲击。听到喜欢的音乐时很专注,听到熟悉的歌曲时跟着一起哼唱。对音量较为敏感,听到鼓声会捂住耳朵说"太吵了",但自己敲鼓时反而使劲敲击,音量更大（此行为表现或许与肢体控制能力差,无法控制力度有关）。

（7）综合评价:洋洋的积极资源是性格开朗,参与活动积极主动,能用语言和情绪进行自我表达和沟通。参加音乐活动时专注,喜爱音乐,音准和节奏感好。能独立站、行走、坐（需要椅子有靠背）,可参与不同类型的活动。需改善的领域主要集中在运动能力方面,包括:步态姿势异常,坐姿不稳,缺乏使用上肢和左手的主动性,手部精细运动能力差,协调能力差。

3.5.2　治疗计划制定

3.5.2.1　制定治疗目标

通过初步评估,治疗师对洋洋的各方面情况有了初步的了解,确认了积极资源及需要改善的领域,决定以每周 1 次,每次 45 分钟的频率对洋洋进行音乐治疗干预,初步制定了治疗目标及具体治疗计划:

长期目标:(Goal,以下缩写 G)

G1:提高运动能力:增强腿部肌肉的控制能力,改善步态,提高行走的稳定性,增强上肢及左手使用的主动性,提高手部精细运动能力,提高肢体协调能力。

G2:增强自信心和满足感,培养创造力。

G3:帮助家长了解音乐治疗理念,掌握简单的活动方法,将音乐治疗延伸到日常生活中。

短期目标（第一阶段）:(Objective,以下缩写 O)

O1:《你好歌》时,能主动用双手晃动沙锤为音乐伴奏,至少一次;（根据长期目标 1 制定,以下省略为"G1"）

O2:《再见歌》时,能主动挥舞手臂与治疗师再见,至少一次;(G1)

O3:《敲鼓歌》中能积极使用上肢敲鼓并敲中鼓心至少 1 次;(G1)

O4:乐器活动中能主动使用左手操作乐器至少 1 次;(G1)

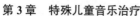

O5：在肢体律动活动中，能独立行走至少 2 次；（G1）

O6：在乐器活动中，能在治疗师的提示或自身创意下，使用两种不同的方式弹奏乐器；（G2）

O7：帮助家长学会 4 种音乐治疗活动，在家中与洋洋一起复习。（G3）

3.5.2.2　制定治疗计划（第一次治疗）

活动 1：《你好歌》

治疗师用电钢琴弹唱《你好歌》，洋洋和妈妈并排坐在两把儿童椅上，手持沙锤共同演奏，大家互相问好。

活动 2：《敲鼓歌》

治疗师一边唱《敲鼓歌》，一边手持哑鼓伸到手拿鼓槌的洋洋和妈妈面前，邀请被唱到名字的人敲鼓。哑鼓的中心贴有圆形贴纸，便于洋洋瞄准鼓心敲击。治疗师持鼓时不断变换持鼓的角度和方位，促使洋洋向不同方位伸展上肢进行运动，并且鼓励他多使用左手敲鼓。

活动 3：《铃儿响叮铛》

治疗师弹唱歌曲《铃儿响叮铛》，洋洋与妈妈每人手拿一个拍铃（音名分别为 C、G）进行演奏（用手心拍或手指按）。歌曲中唱出谁的名字就由谁演奏。

活动 4：钢琴即兴弹奏

按照洋洋的意愿来选择独立弹奏或与治疗师一同弹奏钢琴（鼓励洋洋多使用左手弹奏）。

活动 5：《再见歌》

治疗师钢琴弹唱《再见歌》与洋洋和妈妈挥手再见。

3.5.3　治疗干预实施

本音乐治疗活动共持续 9 个月，每周 1 次，每次 45 分钟，地点是康复中心音乐治疗室。

3.5.3.1　洋洋的第一次音乐治疗记录

（1）进入治疗室时的状态：洋洋和妈妈提早来到治疗室门前等待。洋洋看见治疗师走来时主动问好并要求帮治疗师开门。治疗师把钥匙递给洋洋，洋洋用右手接过钥匙，用力捏着钥匙伸向锁孔，由于手一直在颤抖，总是对不准锁孔。治疗师见状扶住洋洋的手，帮他对准锁孔把门打开。洋洋的左手一直攥着拳头，大拇指紧贴食指。开门后，洋洋向房间内走去，走路时步速慢，左脚脚掌地，右脚脚尖着地，躯干左右摇摆。洋洋走到儿童椅前，转身坐好，洋洋的母亲坐在了旁边的椅子上。治疗师自我介绍之后问洋洋叫什么名字，洋洋回答："我叫洋洋，今年 5 岁。"

（2）治疗过程：治疗主要由 5 个独立的活动构成。

活动 1：《你好歌》

治疗师用电钢琴弹唱《你好歌》，与洋洋和妈妈问好，邀请洋洋和妈妈手拿沙锤一同演奏。洋洋接过沙锤晃动了两下之后一直专注地看着治疗师弹唱《你好歌》。当治疗师唱到"洋洋你好"时，洋洋面带笑容地回应说："你好"。

活动 2：一起来敲鼓

治疗师唱歌的同时手持哑鼓伸到洋洋和妈妈面前，请被唱到名字的人敲鼓。洋洋坐在椅子上，右手拿着鼓槌跟随治疗师的鼓面敲击，其中有两次敲中了鼓心。之后，治疗师请洋洋站起来敲鼓，治疗师拿着鼓走动到房间里的不同方位，边唱边邀请洋洋敲鼓。洋洋拿着鼓槌走向治疗师（走路时由于急于敲到鼓，因此加快了步伐，导致身体有些摇晃），停住站稳之后举高手臂敲中了治疗师手里的鼓并高兴地笑出声来。接下来，治疗师与洋洋调换角色，洋洋拿鼓，治疗师和妈妈敲鼓。每当鼓被治疗师和妈妈的鼓槌敲到时，洋洋就兴奋地大笑。接着治疗师递给洋洋另外一根鼓槌，洋洋开始用双手拿鼓槌敲鼓。这个过程中，无论是敲鼓还是拿鼓，洋洋总是习惯使用右手，只有当治疗师和妈妈提示洋洋用左手时，洋洋才会使用左手。

活动 3：《铃儿响叮铛》

洋洋对拍铃（乐器的名字，也称"按钟"）这个乐器表示出了兴趣，当治疗师把拍铃递给他后，他立即不停地拍起来。先是用手心拍，然后改为使用右手的食指按铃。接着治疗师开始弹唱歌曲，在唱到洋洋的名字时停住琴声，等待洋洋拍铃。洋洋在治疗师弹奏时一直在拍铃，当治疗师停止弹奏时，洋洋停止拍铃的动作，抬起头看着治疗师。这时，治疗师把手放到耳边，做出聆听洋洋铃声的姿势，洋洋看到后，立即拍了两下铃铛。治疗师说"真好听"，接着继续弹唱。接下来，洋洋能够仔细聆听并等待治疗师唱到"洋洋的铃声"时再拍铃，有时拍一声，有时连续拍。唱了两遍之后，治疗师又分别递给洋洋和妈妈一人一个铃铛，请他们在歌曲中同时拍两个铃铛。洋洋在第一遍歌曲时，一直用右手轮流拍两个铃铛，在治疗师和妈妈的提示下，偶尔用左手拍一下铃铛。在第二遍的时候，洋洋主动使用了左右手一起拍铃，但拍铃时左手始终是半握拳状，没有伸开手指。

活动 4：钢琴即兴弹奏

治疗师和妈妈扶着洋洋坐到琴凳上，洋洋坐下后立即开始弹起钢琴来。治疗师问洋洋想自己弹还是和治疗师一起弹，洋洋选择了自己弹，治疗师和妈妈当观众。洋洋在弹奏时使用了不同的弹奏方法，包括两手攥拳同时或交替按琴键，用肘部按琴键，右手五指张开伸直按键以及用右手的示指按键。洋洋按键时力度时大时小并且尝试弹奏不同的音区。弹奏时很专注,一直没有说话。治疗师提示洋洋可以结束弹奏了,但洋洋没有停下来,而是继续弹琴。洋洋妈妈说:"洋洋,音乐课快要结束了,咱们晚上回家再一起弹电子琴吧。"洋洋听到这句话后才停了下来,离开了钢琴,坐回到小椅子上。

活动 5:《再见歌》

洋洋专注地聆听治疗师唱歌,当治疗师唱到"下次再相见"时,洋洋挥动右手回应治疗师说:"下次再见!拜拜,拜拜!"之后与妈妈一同离开了治疗室。

(3)离开治疗室时的状态:活动结束后,治疗师与洋洋妈妈进行了沟通并布置了作业,请她这周回家后与洋洋一起复习今天的"敲鼓活动"。离开房间时洋洋情绪平稳,面带笑容,与治疗师说再见后与妈妈一同离开了治疗室。

(4)当日总结:洋洋今日的治疗目标完成情况良好。《你好歌》时晃动了沙锤两下。《再见歌》时挥动了右手(以手腕为轴上下摆手)。《敲鼓歌》时主动走向治疗师并敲鼓超过两次。右上肢使用积极,右手持鼓槌敲中鼓心两次。《铃儿响叮铛》及"钢琴即兴弹奏"活动中,主动使用左手两次以上。拍铃时使用手心拍和食指按两种方式。弹钢琴时使用拳头、手掌、肘部按键并尝试了不同的音区。音乐治疗师教会了洋洋妈妈《敲鼓歌》,请洋洋妈妈回家与洋洋一起复习。

(5)思考及感悟:今日洋洋 7 项短期目标全部完成,整个活动参与积极,注意力集中,互动良好。对钢琴弹奏环节展现出了浓厚兴趣。下次活动可考虑在钢琴弹奏活动上增加一些内容。治疗中洋洋妈妈出现了一些干预和评判的行为(例如在洋洋弹琴时对他说:"这样弹不对,这样弹不好听,应该像老师那样弹。"),对此需在音乐治疗理念方面进行适当的引导。

3.5.3.2 各阶段音乐治疗过程

【第一阶段(1~8 次治疗)】

第一阶段是治疗师与洋洋建立信任关系,帮助洋洋适应环境的阶段。洋洋参加治疗积极主动、十分专注,对多种乐器表现出兴趣并勇敢地尝试。洋洋特别喜欢弹钢琴和敲鼓。在第 4 次治疗中,洋洋第一次选择了与治疗师共同弹琴,但在弹琴过程中经常阻止治疗师弹奏。第 8 次治疗中,治疗师使用了地鼓进行即兴自由敲鼓的活动,敲鼓时洋洋使用了多种不同的敲鼓方式,包括双手拍鼓(拍鼓时左手半握拳状,右手用全掌拍鼓),指尖挠鼓面以及用鼓槌敲鼓。治疗师观察到洋洋在使用乐器时开始越来越多地积极使用左手。此阶段洋洋的母亲在治疗师的引导下不再使用评判性的语言,而是更多使用表扬和鼓励的话语,对洋洋的尝试行为不再干预而是给予支持。洋洋的母亲学会了《敲鼓歌》《烤饼干》《乐器 DIY》《走走停停》4 种音乐治疗活动。

【第二阶段（9~16 次治疗）】

此阶段洋洋更积极地使用上肢和左手参与活动。第 12 次治疗时开始跟着治疗师一起唱《你好歌》，节奏和音高都很准确。第 15 次治疗中，洋洋在敲地鼓时发明了新敲法，双手各持一支鼓槌，把两支鼓槌举高之后松手让鼓槌自然落到鼓上敲击鼓面。在此过程中，洋洋的左手和右手反复抓起鼓槌再松开（以玩耍的方式进行抓握训练），左手抓握的准确度很高，几乎每次都能顺利抓起和松开鼓槌，治疗师观察到洋洋对左手使用的主动性和控制能力有了明显提高。此阶段洋洋的母亲学会了《彩带舞》《水果传送带》《回声》《敲小鼓就回家》4 个音乐治疗活动。洋洋的母亲时常与治疗师沟通和反馈洋洋的情况，说洋洋非常喜欢"音乐课"，自从参加了音乐治疗，洋洋回到家经常弹电子琴，弹琴时更主动地使用左手，听到喜欢的音乐要求反复播放并主动拍手敲打节奏。

【第三阶段（17~24 次治疗）】

在此阶段洋洋开始主动使用左手的示指进行乐器的操作。第 20 次治疗的《弹奏拇指琴》活动中，洋洋使用了左手的拇指和食指进行拨奏并主动要求弹奏三种不同的拇指琴（椰子壳制、人工制大号和小号拇指琴），聆听声音的区别。洋洋走路的稳定性和步速也有提高，最初在《音乐桥》活动中，洋洋踩音乐垫时经常出现摇晃、失去平衡的状况，而在第 23 次治疗中，洋洋已经能够稳定地走过音乐桥了。第 24 次治疗中，洋洋再次选择与治疗师一同弹钢琴，弹琴时伸展左手，使用了左右手的食指，按键时的声音与之前相比更加柔和清晰。洋洋不再拒绝与治疗师一起弹琴，而是注意聆听治疗师的伴奏声与自己弹出的声音之间的配合。听到自己与治疗师一起弹出动听的和声时，洋洋转过头看着治疗师微笑。洋洋的母亲与治疗师的配合也越来越默契，对治疗起到了非常好的辅助和支持作用。洋洋的母亲在此阶段学会了《画形状》《沙包击鼓》《乐器听辨》和《音乐放松》4 个音乐治疗活动。

3.5.4 治疗效果评价

3.5.4.1 评价结果

第三阶段完成后，治疗师为洋洋进行了阶段性评价。

（1）语言能力：发音清晰，音量和语速适中，能主动与治疗师进行语言交流和自我表达。

（2）运动能力：能独自站立、行走、爬、坐在椅子上，手臂伸展。步态异常，无法完成跑、跳、蹲等动作。能独坐于无靠背的凳子或垫子上且坐姿稳定。步速加快，稳定感增强。能双手完成抓握、拍手、敲打、手指捏物、独立伸出示指的动作。

（3）情绪情感：情绪稳定，性格开朗友好，积极参与活动，配合度高。

（4）人际沟通能力：人际沟通能力好，有对视、主动性语言及情绪反馈。

（5）认知能力：活动时能保持长时间的注意力。记忆力与认知能力良好。能听懂治疗师的指示并进行言语及行为反馈，能辨识物品。

（6）音乐能力：节奏感好，双手拍鼓及使用鼓槌时能够控制节奏，但对快节奏的模仿准确度较差。唱歌时节奏与旋律准确，能发音清晰地完整唱出歌曲。听到喜欢的音乐时很专注，听到熟悉的歌曲时跟着哼唱。

3.5.4.2　改善与提高

经过三个阶段的治疗，洋洋在以下方面有明显的改善。

（1）坐姿的稳定性提高：可坐在无靠背支撑的垫子上保持坐姿参与活动。

（2）上肢使用频率增多：在乐器活动中积极主动地伸展双臂并上举，每一次唱《再见歌》时能举起手臂向治疗师挥手。

（3）步行稳定性及步速提高：走路时步速加快，且能控制步行时的稳定性，不再摔倒。

（4）主动使用左手的频率增加：乐器活动中多次主动使用左手进行操作，家长反映洋洋在日常生活中也变得经常主动使用左手。

（5）手部精细运动能力提高：能有意识地伸展左手手指进行抓握，在钢琴等乐器操作活动中主动伸出示指弹奏。

（6）家长学会 12 种音乐治疗活动：洋洋母亲的学习与陪伴增进了亲子之间的沟通，她的积极参与也促进了洋洋的康复进程。

（7）家长亲子沟通方式有所改变：洋洋母亲减少了批判性的评价和干预，更多地鼓励和表扬洋洋的尝试，来自治疗师和家人的鼓励、支持和认同及肢体控制能力的增强让洋洋获得了成就感、满足感、提高了自信。

（8）音乐兴趣增强：洋洋对声音、音乐和乐器的兴趣进一步增强，生活中主动要求学唱歌曲以及弹奏家里的电子琴。

（9）创造力和想象力得到了提高：洋洋能够用更有创意的方式演奏乐器和参与活动。

3.5.5　治疗结束/总结

以上是脑瘫儿童洋洋的音乐治疗案例。从 2014 年 12 月底到 2015 年 9 月中旬，除了节假日和寒暑假，洋洋和妈妈都坚持每周来参加音乐治疗，几乎从不缺席。同时，洋洋妈妈也坚持每星期带洋洋参加康复训练，洋洋的改善是母亲的陪伴与坚持以及音乐治疗师和康复师们团队协作的成果。

3.6　听障儿童音乐治疗案例

3.6.1　治疗前期准备

3.6.1.1　资料搜集

淘淘(化名),男孩,一岁半,双耳耳聋。2015 年确诊为感音神经性耳聋,2016 年植入人工耳蜗并开始接受康复训练。淘淘性格开朗,爱听故事和音乐。家长希望通过音乐治疗提升孩子对声音的了解,让孩子多与小朋友们互动,参与音乐游戏,帮助孩子实现听力康复。

此案例是听障儿童亲子小组音乐治疗中的个案。亲子小组的对象是 3 岁以下的小龄听障儿童及其家长,此年龄阶段的幼儿尚无法独立参加音乐治疗,需由家长陪同参加。家长参与的好处是可以帮助幼儿更快适应新环境,减少参与活动的困难。家长作为治疗师的辅助者,可以保护儿童的安全、维护秩序,促进治疗顺利进行,同时从治疗中学习音乐治疗的理念方法,把音乐治疗延伸到日常生活中。

3.6.1.2　初评估

2016 年 3 月 3 日,淘淘参加了第一次音乐治疗评估活动。项目包括:语言、运动、行为、情绪情感、人际沟通、认知以及音乐能力评估。

以下为评估结果:

(1)语言能力:有主动发声的意识,愿意与人沟通。由于年龄小且刚植入人工耳蜗不久,语言方面尚属于咿呀学语期(简单发音阶段),多用肢体语言表达需求和回应。

(2)运动能力:走路不稳,摇摇晃晃。

(3)行为能力:活泼好动,治疗活动中多次在房间里走动,摆弄房间里的物品。无法安坐在自己的位置参与活动,需要经常由家长抱回座位。

(4)情绪情感:性格活泼开朗,对人友好,情绪稳定。

(5)人际沟通能力:对新环境较适应,未见抵触和攻击行为,与治疗师有对视,有些害羞。沟通时无法用语言表达,多用肢体动作进行沟通。

(6)认知能力:对治疗师和乐器表现出了兴趣,但注意力短。由于年龄小,因此对治疗师的一些指令与活动内容不理解。

(7)音乐能力:节奏敲击自由、无固定模式,不受音乐动力的影响,敲击力度小。对节奏模仿、节奏记忆、旋律识别、歌唱、辨别乐器音色、音程与强弱方面尚无法理解,因此无法完成测试。

（8）综合评价:淘淘的积极资源是性格开朗,好奇心强,不排斥他人,无攻击行为,肢体行为无异常。由于年龄小,尚处于康复的黄金期。淘淘需改善的领域主要在以下方面:①听辨能力:尚未形成良好的听觉习惯,需要培养聆听声音的兴趣;②言语能力:正处于咿呀学语期,有待开发更多的言语表达;③注意力:注意力持续时间短,需培养专注力;④行为多动:需要培养安坐能力,更积极地参与活动。

3.6.2　治疗计划制定

3.6.2.1　制定治疗目标

通过初步评估,治疗师确认了淘淘的积极资源及需要改善的领域,决定以亲子小组的治疗形式,每周 2 次,每次 45 分钟的频率进行音乐治疗。以下为治疗目标及具体计划:

长期目标:(Goal,以下缩写 G)

G1:培养对声音和音乐的聆听兴趣,建立良好的听觉习惯。

G2:促进言语模仿能力,培养发声的积极性。

G3:提高注意力,增加活动参与度。

G4:培养安坐、等待的能力。

G5:提高社交能力,增加与治疗师和其他小朋友之间的互动。

G6:帮助家长了解音乐治疗理念,掌握简单的活动方法。

短期目标(第一阶段):(Objective,以下缩写 O)

O1:《你好歌》时主动与治疗师握手至少一次;（根据长期目标 5 制定,以下省略为 "G5" ）

O2:《再见歌》时主动挥手与治疗师再见,至少一次;（G5 ）

O3:《敲鼓歌》活动中主动敲治疗师伸过来的鼓,至少一次;（G1 ）

O4:能安坐完成任意活动,至少一次;（G3、G4 ）

O5:《各种各样的啊》活动中,当治疗师把话筒放到淘淘面前时,淘淘至少一次发出 "啊" 的声音;（G2 ）

O6:《走走停停》活动中,能聆听音乐的起止完成走步和停止的动作,至少一次。（G1 ）。

3.6.2.2　治疗计划(第一次治疗)

活动 1:《你好歌》

治疗师用电钢琴弹唱《你好歌》,与儿童与家长们问好。

活动 2:一起来敲鼓

治疗师一边唱《敲鼓歌》一边伸出哑鼓,邀请儿童拿鼓槌敲击。

活动 3:走走停停

治疗师弹钢琴,儿童根据钢琴的起止和快慢进行走、停、跑等动作反应。

活动 4:各种各样的"啊"

治疗师手拿话筒,请儿童发出各种"啊"的声音(大声的"啊"、小声的"啊"、长长的"啊"、短短的"啊"等)。

活动 5:《再见歌》

治疗师弹唱《再见歌》挥手与儿童和家长说再见。

3.6.3　治疗干预实施

本音乐治疗活动共持续八个月,每周 2 次,每次 45 分钟,地点为康复中心音乐治疗室。

3.6.3.1　淘淘第一次参加音乐治疗的记录

(1)进入音乐治疗室时的状态:淘淘由爸爸抱着进入教室,坐在了垫子上,淘淘与其他小朋友和家长一起注视着音乐治疗师,等待音乐治疗活动开始。

(2)治疗过程:治疗主要由 5 个独立的活动构成。

活动 1:《你好歌》

淘淘坐在垫子上一边把自己右手的大拇指放在嘴里吮吸着,一边注视着治疗师。治疗师依次与每一名小朋友问好、握手,轮到淘淘的时候,面对治疗师的握手邀请,淘淘没有伸出手回应,但依旧注视着治疗师。

活动 2:一起来敲鼓

淘淘的爸爸接过鼓槌和淘淘说"别吃手啦,拿这个(鼓槌)",随之把鼓槌给了淘淘。淘淘松开一直放在嘴里吮吸的右手,抓起了鼓槌。爸爸握住淘淘的右手,教淘淘用鼓槌的槌头敲左手的手心,淘淘也模仿爸爸自己用胶皮鼓槌头敲自己左手的手心。治疗师在前面做敲鼓的示范,淘淘模仿着治疗师的动作,用鼓槌敲地上的垫子,有时淘淘还用嘴咬一下鼓槌。

治疗师把鼓伸到淘淘面前时,淘淘主动敲了三下,力度很轻。当治疗师配合淘淘的动作唱"咚咚咚"的时候,淘淘抬起头看向治疗师的脸。在治疗师对淘淘说"很好"的时候,淘淘露出了笑容,继续注视着与旁边的小朋友互动的治疗师,并且一直坐在自己的位置摆弄鼓槌。

治疗师邀请一名家长带小朋友扮演治疗师的角色。小朋友拿着鼓走到淘淘面前邀请淘淘敲鼓。淘淘笑着伸出鼓槌,连续敲了 14 下。在拿鼓的小朋友与其他小朋友互动时,淘淘的爸爸与淘淘互动,用鼓槌敲淘淘的脚心、手心,吸引淘淘的注意。当敲鼓活动结束时治疗师收回了鼓槌,淘淘立即重新把自己的右手手指放到嘴里吸吮。

活动 3：各种各样的"啊"

治疗师拿话筒唱"淘淘的大声的"（把话筒伸到淘淘的嘴前），邀请淘淘大声发出"啊"的声音。淘淘看着治疗师，没有发出声音。淘淘的爸爸把淘淘的小手放到爸爸的喉咙上，发出"啊"的声音，让淘淘感受声带的震动。治疗师又邀请淘淘爸爸发出"啊"的声音做示范，之后再次邀请淘淘发声，这次淘淘发出了"啊"的声音，只是音量有些小。大家都给淘淘鼓掌，淘淘露出了笑容。接着，治疗师请小朋友扮演治疗师的角色，当小朋友拿着话筒伸到淘淘面前时，淘淘主动发出了"啊"的声音，然后笑着给自己鼓掌。

活动 4：走走停停

淘淘爸爸牵着淘淘的两只手，随着音乐的起止走动、停住，淘淘走了两步就蹲下不想走了，淘淘爸爸把淘淘扶起来继续走，走了两步淘淘又蹲下了，之后就不愿意起来了。淘淘爸爸想拉着淘淘继续走，淘淘忽然哭闹起来。淘淘的爸爸把淘淘抱起来对大家说"淘淘可能昨天没睡好"，抱着淘淘安抚了一会儿，淘淘逐渐停止了哭声。

活动 5：再见歌

淘淘爸爸一手抱着淘淘，另一只手握住淘淘的手挥动起来，一起唱《再见歌》，淘淘情绪稳定地看着治疗师。治疗师唱完后，淘淘发出"啊……"的声音。

（3）离开治疗室时的状态：淘淘情绪平稳，由爸爸抱着离开了治疗室。

（4）当日总结：淘淘今日总体来说参与度较高，在《一起来敲鼓》和《各种各样的"啊"》活动中积极参与互动，表现出了对活动的兴趣。当淘淘注意力不集中时，淘淘爸爸能与淘淘互动，帮助淘淘安坐在位置上，因此淘淘没有出现到处走动的行为。虽然在《走走停停》活动时淘淘由于困倦出现了哭闹，但经过爸爸的安抚，唱《再见歌》时，淘淘又恢复了稳定的情绪。

（5）目标完成情况：今日在六个短期目标中完成了三个目标（O3、O4、O5），淘淘在《你好歌》《一起来敲鼓》《各种各样的"啊"》活动中均能保持安坐。活动中多次敲鼓，表现出对敲鼓活动的兴趣。《各种各样的"啊"》活动中淘淘两次发出了"啊"的声音，第二次更为主动，声音更大。

（6）思考及感悟：本次治疗中，淘淘对感兴趣的活动表现出了持续的注意力和参与主动性。淘淘爸爸与淘淘之间的亲子互动展现出爸爸对于淘淘的关注和互动能力很好，爸爸不仅对淘淘的表达进行及时回应，对治疗师的活动也提供了有力的支持，这对淘淘的康复非常有益。淘淘由于前一天晚上睡眠不好，导致参加活动时出现困倦和哭闹情况，影响了参加活动的质量。下次活动前注意向家长了解孩子当日身体状态，以对活动内容及时间进行相应调整。

3.6.3.2　各阶段音乐治疗过程

【第一阶段（1~10 次治疗）】

第一阶段是治疗师与淘淘建立信任关系的阶段。淘淘经过第一阶段的活动适应了新环境,与治疗师的互动逐渐增多,第四次治疗之后,淘淘开始在《你好歌》活动时主动伸手与治疗师握手。淘淘对于丰富多样的音乐活动表现出了浓厚的兴趣和参与积极性。

【第二阶段（11~20 次治疗）】

此阶段淘淘主动发声的现象增多,聆听兴趣和聆听习惯逐渐建立。在《你好歌》中,淘淘笑着注视治疗师,跟随歌曲摇动水果沙锤,当治疗师拿着尤克里里到淘淘面前的时候,淘淘主动伸手拨动尤克里里的琴弦,发出“嗯~嗯~”的声音。淘淘对声音的敏感度增强,当别的小朋友弹钢琴的时候,淘淘也走上前听小朋友弹琴。淘淘在乐器听辨活动中能听辨出手鼓的声音。在《走走停停》活动能根据音乐的起止做出走和停的动作反应。

【第三阶段（21~30 次治疗）】

此阶段淘淘的理解能力和模仿能力不断提高,在听指令以及社交方面有了更多的进步。在《小小指挥家》《乐器演奏》等活动中,淘淘能担任指挥的角色,与其他小朋友一起互动、一起合作,按顺序等待。淘淘与治疗师弹琴时主动敲击不同音区的琴键,模仿治疗师弹琴的方式,敲击变得更有力。

【第四阶段（31~40 次治疗）】

此阶段淘淘的进步主要体现在言语和肢体协调能力上。淘淘从说单字发展为说两个字,在《手偶合唱团》活动中,能指着手偶说“大象、长（颈）鹿、老鼠”等动物名称。《踢踏鼓》活动中,能稳稳坐在箱鼓上模仿老师的动作,用两脚的脚跟敲击鼓面,节奏均匀。在《音乐桥》活动中,淘淘能拉着妈妈的手主动走上音乐垫一直走到尽头,走路步态更加协调稳健。

3.6.4　治疗效果评价

3.6.4.1　评价结果

第四阶段的音乐治疗完成后,治疗师为淘淘进行了阶段性评价。

（1）语言能力:主动语言较多,能说两个字的词,发音尚不清晰。

（2）运动能力:步态稳定,肢体协调能力良好。

（3）行为能力:能全程参加活动,对感兴趣的活动能保持专注并安坐在自己的位置上等待。

（4）情绪情感：性格开朗、友好，情绪稳定。

（5）人际沟通：适应小组活动，与治疗师和其他小朋友互动良好。

（6）认知能力：对喜欢的活动能保持注意力。理解治疗师的指令和大多数活动内容。

（7）音乐能力：节奏敲击自由无固定模式，不受音乐影响，敲击力度充满力量，可模仿简单节奏。能辨别手鼓的音色，聆听音乐时发出"啊、嗯"的声音并摇晃身体。

3.6.4.2　改善与提高

经过四个阶段的音乐治疗，淘淘在以下方面有明显改善。

（1）主动言语增多，词汇量增加，由原来只说单字发展到能说两个字；

（2）对声音和音乐的敏感度有所提高，能听辨出部分乐器的音色，能听出声音的高低、音量大小、长短等特质；

（3）能模仿敲击简单的节奏；

（4）肢体协调能力和大运动能力提高，走路不再摇摇晃晃，步态稳健、步速更快；

（5）与治疗师及其他的小朋友之间的互动频率增加，能与他人合作、听从指令、按顺序等待，表演时不再害羞，更加自信；

（6）专注力增强，能完整参加大部分治疗活动；

（7）理解力增强，能听懂大部分指令，理解活动要求。

3.6.5　治疗结束/总结

通过四个阶段的音乐治疗干预，淘淘在言语、听觉、行为、运动、社交等多方面获得改善。在今后的治疗中，治疗师将继续根据淘淘的康复需求设定新阶段的目标，也在考虑给淘淘安排个体治疗，将小组治疗与个体治疗相结合，帮助淘淘获得更大的进步。

3.7　自闭症儿童音乐治疗案例

3.7.1　治疗前期准备

3.7.1.1　资料搜集

小智（化名），男孩，六岁，在北大六院被诊断为轻度自闭症。曾在三所康复机构接受过三年的 ABA 训练。症状表现为语言发育迟缓、刻板行为、不听指令、对人兴趣少。家长反映小智的语言理解以及表达能力、人际交往能力、注意力、自我控制能力较差。小智喜欢音乐、画画、电子产品。小智耳音好,有先天的绝对音感,非常喜欢弹钢琴。家长希望通过音乐治疗使小智在语言、交往、注意力方面得到改善。

3.7.1.2　初评估

2015 年 3 月 7 日,小智参加了第一次音乐治疗评估活动。项目包括:语言、运动、行为、情绪情感、人际沟通、认知以及音乐能力评估。

以下为评估结果:

（1）语言能力:说话音量及语速正常,声音平稳,声调正确,发音清晰。主动言语较少,多数为应答性言语（例如:好、是）。有时会重复治疗师的话。

（2）运动能力:大运动能力、精细运动能力、协调能力均良好。

（3）情绪情感:情绪平稳,参与活动时较为被动。

（4）行为能力:无多动、自伤、攻击、强迫行为。有刻板倾向（对时间、顺序、程序方面）。

（5）人际沟通能力:在人际沟通方面较为被动,缺乏主动言语交流。对治疗师没有排斥和拒绝反应。音乐互动中有偶尔的对视,能简单回答治疗师的问题和听从指令。

（6）认知能力:整个治疗过程能保持注意力,理解、记忆能力良好。理解治疗师的指令和语言。

（7）音乐能力:节奏敲击方式有固定模式,受音乐影响（能用打击乐跟随与配合音乐的律动进行演奏）。能完整模仿复杂节奏,节奏记忆长度 4 小节。能辨别不同乐器的音色及 1~8 度音程,能够辨别及模仿强弱,喜欢弹钢琴,拒绝唱歌。

（8）综合评价:小智的积极资源是注意力、认知能力、记忆力良好,发音清晰。运动协调能力良好。情绪平稳,参与活动时较为配合。无多动、自伤、攻击、强迫行为,能简单回答治疗师的问题和听从指令。喜爱音乐,音乐能力好。小智需要改善的领域在以下方面:人际沟通方面,主动言语表达少,交互式言语沟通少。行为能力方面有刻板倾向（对时间、顺序、程序方面）。情绪情感方面,情绪情感表达少,较为淡漠。

3.7.2　治疗计划制定

3.7.2.1　制定治疗目标

通过初步评估,治疗师确认了小智的积极资源及需要改善的领域,决定以

个体治疗的形式进行每周 1 次,每次 45 分钟的干预。以下为治疗目标及具体治疗计划:

长期目标:(Goal,以下缩写 G)

G1:增进人际沟通能力:增加主动言语表达,减少重复性言语沟通模式,促进交互式言语沟通。

G2:减少刻板倾向,提高对环境的适应力和创造力。

G3:促进情绪情感的表达,提升自信。

短期目标(第一阶段):(Objective,以下缩写 O)

O1:唱《你好歌》时,能主动晃动沙锤伴奏并看着治疗师说 "你好" 至少一次。(根据长期目标 1 制定,以下省略为 "G1")

O2:唱《再见歌》时,能看着治疗师主动说或唱 "再见" 至少一次;(G1)

O3:治疗活动中与治疗师至少完成两次言语互动;(G1)

O4:小智能主动向治疗师提出或表达自己的要求至少一次;(G1)

O5:《钢琴即兴弹奏》活动中,能与治疗师用乐器进行音乐对话,至少一次;(G2)

O6:《动物家族》活动中,能说出动物的名字并选择与情绪相关的形容词(高兴的、生气的、伤心的),至少一次。(G3)

3.7.2.2　制定治疗计划(第一次治疗)

活动 1:《你好歌》

治疗师用尤克里里弹唱《你好歌》向小智问好,请小智坐在儿童椅上,手持沙锤与治疗师一起演奏。

活动 2:钢琴即兴弹奏

小智独自弹奏或与治疗师一起进行钢琴即兴弹奏。

活动 3:音乐桥

使用 8 个音乐垫在地上摆成一列独木桥的形状,请小智踩着音垫过桥。

活动 4:动物家族

治疗师与小智各选择一个动物手偶,用唱歌的方式进行自我介绍。加入表达情绪的形容词(高兴的、生气的、伤心的等)。歌词举例:"我的名字是熊猫,高兴的熊猫,啦啦啦……,高兴的熊猫"。

活动 5:《再见歌》

治疗师弹唱《再见歌》,与小智互相挥手说再见。

3.7.3　治疗干预实施

本音乐治疗活动每周 1 次,每次 45 分钟,地点是康复中心音乐治疗室。

3.7.3.1　小智第一次音乐治疗的记录

（1）进入治疗室时的状态：小智由奶奶带来音乐治疗室。奶奶让小智问好，小智说"王老师好"，接着小智直接走到钢琴前坐下弹起了钢琴。

（2）治疗过程：治疗过程由5个独立的活动组成。

活动1：《你好歌》

治疗师请小智坐到儿童椅上挑选两个沙锤。小智选择了两个香蕉水果沙锤。治疗师请小智晃动沙锤为《你好歌》伴奏，小智听着治疗师的弹唱开始随着节奏晃动沙锤并一直看着治疗师，专注地聆听治疗师弹唱《你好歌》。

活动2：钢琴即兴弹奏

治疗师请小智来到钢琴前，坐在治疗师右边，提示小智可以自由弹奏。小智开始弹琴，治疗师尝试在小智弹奏的过程中加入即兴伴奏，但小智用左手握住治疗师的手腕，不想让治疗师一起弹。治疗师改为在旁边聆听小智弹琴。小智弹奏了约7分钟时间，弹奏过程中有3次转过头与治疗师对视。

活动3：音乐桥

治疗师请小智帮忙把8个音乐垫摆成一条直线，告诉小智这是"音乐桥"，接着进行了示范。小智踩着音乐桥向前走，治疗师用钢琴配合小智的动作和音乐垫的音高进行即兴伴奏。走了几遍之后治疗师问小智是否要把桥摆成别的形状，小智表示想摆成圆形，接着小智把8个音乐垫摆成了圆形，踩到音乐垫上一圈一圈地走，治疗师继续用钢琴进行即兴伴奏，小智走着走着开始笑了起来。

活动4：动物家族

治疗师拿出八个动物手偶，请小智挑选喜欢的动物。小智挑选了长颈鹿。治疗师选择了熊猫。治疗师示范唱："我的名字是熊猫，高兴的熊猫，啦啦啦……，高兴的熊猫。"接着治疗师唱"我的名字是"，请小智说出或唱出"长颈鹿"并从"高兴的、生气的、难过的"形容词里面选择一个，小智选择了高兴的。小智聆听治疗师唱的时候很认真，并用很小的声音与治疗师一起唱了一遍歌词，治疗师提示小智做出高兴的表情，小智露出了微笑。

活动5：再见歌

小智跟随治疗师一起挥动右手，专注地聆听治疗师唱《再见歌》，歌曲末尾小智说了一声"再见"。

（3）离开治疗室时的状态：活动结束后，小智情绪平稳。奶奶问小智："喜欢音乐课吗？"小智说："喜欢音乐课"。奶奶又问："下次还来吗？"小智说："下次还来"。接着二人离开了治疗室。

（4）当日总结：小智今日的治疗目标完成情况较好。只有短期目标5没有完成。小智第一次听《你好歌》，能全程跟随音乐节奏晃动沙锤并说出"你好"。《再见歌》时,小智一起挥动右手,结束时说了"再见"。《钢琴即兴弹奏》活动中,小智虽然不让治疗师一起弹,但在弹琴时 3 次主动与治疗师对视,可见小智对治疗师的陪伴是在意的,也是接纳的。《音乐桥》活动中,小智在治疗师的询问下能说出自己想要摆放音乐垫的形状。《动物家族》活动中,小智能选择表达情绪的形容词,与治疗师一起唱出完整的歌词。

（5）思考及感悟:小智的主动语言虽然不多,但在治疗师提问时能够应答,也能在治疗师引导下进行自主选择。今天虽然未能完成短期目标 5,但是小智有多次对视,下次可以尝试用手鼓与小智的钢琴进行音乐对话。

3.7.3.2　各阶段音乐治疗过程

【第一阶段（1~10 次治疗）】

此阶段是治疗师与小智建立信任关系,帮小智适应环境的阶段。小智能够参与到每一个活动中,并且注意力很集中。钢琴是小智最喜欢的乐器,但小智对其他的乐器也充满好奇。从第 8 次治疗开始,小智不再拒绝治疗师与他一起弹钢琴,两人一起弹琴时小智能聆听治疗师的伴奏,有时还会进行模仿（图 3-1）。此阶段,小智在言语沟通时,除了少数应答性言语,依旧以重复性言语居多。

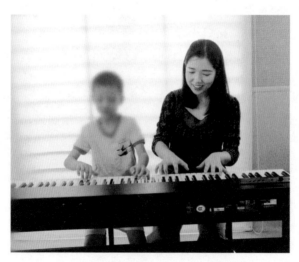

图 3-1　治疗师与小智一起即兴演奏

【第二阶段（11~20 次治疗）】

此阶段小智展现出了对音乐治疗活动的期待,经常会在家问妈妈:"明天是王老师的音乐课吗？"活动中与治疗师的互动进一步增强,由被动参与逐渐向主动参与转变（图 3-2）。第 14 次治疗时，小智主动向治疗师提出当日想要做哪几个活动。

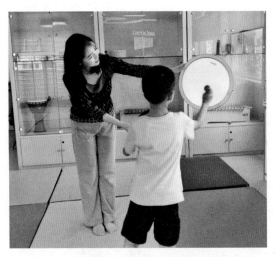

图 3-2　治疗师与小智进行《敲鼓歌》的互动

【第三阶段（21-30 次治疗）】

此阶段小智的进步体现在音乐能力和表达意愿进一步提高。第 26 次治疗时，小智在《你好歌》时走到钢琴前弹奏出《你好歌》的旋律，左手还加上了简单的伴奏。第 29 次治疗时，《你好歌》活动中，小智第一次主动开口唱《你好歌》（图 3-3）。

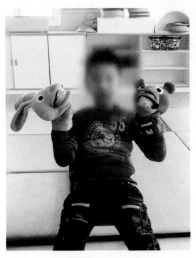

图 3-3　小智第一次主动开口唱歌

【第四阶段（31~40 次治疗）】

此阶段小智的互动言语增多,未进入治疗室的时候会问奶奶:"王老师呢?"有时提前到了康复中心就主动跑到办公室找治疗师上课。小智已经能够完整弹奏《你好歌》和《再见歌》,伴奏也由最初简单的单音伴奏变为更复杂的音程与和声伴奏(图 3–4)。小智的自主性和适应性得到提升,对治疗师的指令和建议能够愉快接纳,改变了原有的刻板思维。

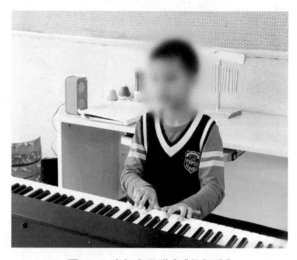

图 3-4 小智自己弹奏《你好歌》

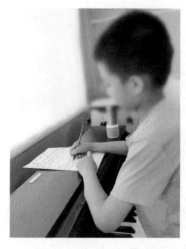

图 3-5 小智正在作曲

【第五阶段（41~50 次治疗）】

此阶段小智对音乐表达的需求变得更为强烈,治疗师开始开发小智的音乐写作能力,增添了作曲环节,与小智一起确定音乐主题,指导小智作曲,希望帮助小智积累属于他的作品集。小智喜欢用五颜六色的水彩笔写谱子,写作过程中时常与治疗师进行言语交流,作曲速度也越来越快(图3–5)。小智的认知能力与沟通能力得到了显著的增强。

3.7.4　治疗效果评价

3.7.4.1　评价结果

第五阶段的音乐治疗结束后,治疗师为小智进行了阶段性评价。

（1）语言能力:发音清晰,音量和语速适中,能主动与治疗师进行言语交流和自我表达。

（2）运动能力:大运动、精细运动及协调能力良好。

（3）情绪情感:情绪稳定友好,能积极参与互动,能进行适当的情绪表达。

（4）行为能力:无多动、自伤、攻击、强迫行为。有轻度刻板倾向（对于时间）。

（5）人际沟通能力:能进行基本的交互式言语沟通,有主动语言,与治疗师有对视。

（6）认知能力:注意力、记忆力与理解力良好。能听懂治疗师的指令并进行言语和行为反馈。

（7）音乐能力:能敲击稳定节奏,唱歌时节奏与旋律准确,能记忆并弹奏完整歌曲。

3.7.4.2　改善与提高

经过 5 个阶段的治疗,小智在以下方面有了明显的改善。

（1）言语表达增多:由重复、被动的言语沟通方式发展为主动的、互动式言语沟通。以前小智只喜欢弹琴,现在开始喜欢唱歌,家长反馈,小智在治疗前一天会问"明天有王老师的课吗?"幼儿园放学回家还会说说在幼儿园发生的事情。

（2）更多的情感表达:小智表达出对音乐活动的喜爱,每次来到音乐治疗室都展露笑容并积极参加活动。

（3）音乐演奏及创作能力提升:虽然音乐能力不是治疗目标,但小智对音乐的热爱和他的优异的音乐天赋使他的音乐能力也得到了很大提高,在即兴演奏、和声、作曲方面都有明显进步,音乐能力的提升不仅帮助小智学会了用音乐表达情绪,同时也提升了他的自信和满足感。

（4）创造力和想象力提高:作曲的环节中,小智经常在写曲名时给名字画上有趣的符号或小插画,还会问治疗师觉得他画的像什么,在即兴演奏中,小智常常以多样的伴奏方式演绎同一首曲子。

（5）自我控制能力和注意力提升:家长反映以前小智在幼儿园上课时坐不住,总是跑到教室外面,现在他已经能够坐在教室里听完整节课。

3.7.5　治疗结束/总结

自闭症儿童相比其他儿童来说,对安全感和放松的环境氛围有更强烈的需求。因此治疗师一直以接纳、关怀、支持的态度与小智进行互动。事实证明这样的环境设计让小智有了更多的安全感和信任,逐渐开始进行更自由、更有创意的表达。在中后期,小智已经能够接纳治疗师的建议,对自己的坚持做出改变和调整,这种适应能力的改善对于自闭症儿童来说尤为重要。小智的音乐治疗还在持续,现在他已经成为小学生,越来越适应和喜爱学校的生活,并且在音乐、数学、英语方面展现出了优异的才能,相信未来会看到小智更多的进步和成长。

（王芳菲）

（王芳菲,东京艺术大学音乐治疗硕士,北京市残疾人康复服务指导中心副科长、音乐治疗师,中国音乐治疗学会理事及首批认证音乐治疗师）

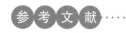

[1] 盛永进. 特殊儿童教育导论[M].南京师范大学出版社,2015:4–5.
[2] 盛永进. 特殊儿童教育导论[M].南京师范大学出版社,2015:7–16.
[3] 王芳菲,唐瑶瑶. 听障儿童的音乐治疗[M].华夏出版社,2017:22.

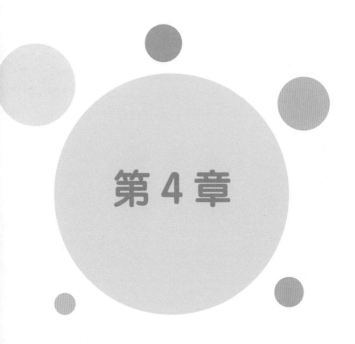

第4章

神经学音乐治疗
——连接神经系统的乐章

现代康复医学是指综合应用医学的、社会的、教育的、职业的措施，以减轻伤残者的身心和社会功能障碍，使其得到整体康复而重返社会的医学。因此，将临床医学、现代康复医学与神经学音乐治疗有机地结合起来，不仅是康复医学各学科之间发展的必然趋势，也是立足于以人为本的基本理念，将人的整体健康作为医学人文关怀的必然趋势。

4.1　神经学音乐治疗的含义

康复音乐治疗（rehabilitation music therapy，RMT）是指利用音乐的各类体验形式和治疗关系作为手段来增进伤病者的功能，使其功能恢复至伤病前水平或得到尽可能合理的调整[1]。一般概括地说，康复音乐治疗是康复治疗的方式之一，在治疗过程中，音乐治疗师运用一切与音乐有关的活动形式（如聆听/欣赏、演唱/合唱、器乐演奏、音乐创作、歌词创作、即兴演奏、舞蹈律动、美术等），来为患者治疗疾病或促进身心健康。音乐治疗的过程包括 3 个关键因素：音乐（活动）、被治疗者和经过专门训练的音乐治疗师[2]。

神经学音乐治疗（neurological music therapy，NMT）是针对脑血管病、脑外伤、神经系统退行性病变引发的语言、认知、运动、社会情感等障碍的音乐治疗方法[3]。近年来，神经系统性致残疾病发病率呈上升趋势。尽管脑血管病发病后经过及时治疗，患者的存活率尚可，但由于此类疾病大部分为不可逆性损伤，因此会造成大部分患者终身神经系统功能性残疾，同时引起不同程度的交流、认知、运动、情感等功能障碍。音乐，作为一种结合了声音、乐音、音高、节奏、节拍、调性等因素的听觉感知载体，作用于大脑听觉神经中枢，通过听觉神经反馈对人的思维、表达、行为、运动等产生听觉信号指令，从而发生相应的神经机制学作用，达到治疗的目的。音乐的不同呈现形式（如歌曲、器乐曲），不同的表现形式（如录制音乐、现场演奏音乐等），都可以作为治疗手段对脑血管病患者的语言、认知、运动、社会情感等方面进行干预治疗，从而帮助他们进行功能性的康复。在涉及神经学音乐治疗的过程中，音乐治疗师需要与医师、语言治疗师、物理治疗师、作业治疗师、心理治疗师、社会工作者共同协作，形成密切的小组治疗模式，来帮助患者进行全面的康复。音乐治疗师通常也会应用音乐治疗的各类方法技术帮助患者在交流、认知、生理运动、社会情感等方面进行全面的治疗干预。

现代康复医学中的神经学音乐治疗以康复医学理论为指导，与物理治疗、作业治疗、言语治疗、理疗、心理治疗、中医治疗等各个康复治疗学科有机结合，利用音乐的一切元素和形式，向需要肢体功能康复、脏器功能康复、言语—语言康复、认知功能康复、心理康复、疼痛镇痛治疗的患者提供全面康复治疗。

4.2 神经学音乐治疗的形式

康复领域的音乐治疗形式分为个体治疗和集体治疗两种形式。根据治疗的目的、患者的生理心理条件和治疗环境的条件,治疗师可选择不同的治疗形式[2]。

4.2.1 个体音乐治疗

个体音乐治疗是指一个治疗师与一个患者的,一对一的治疗形式[2]。在个体治疗中,治疗师的音乐能力、临床能力以及与患者之间的信任关系是至关重要的,它往往决定了治疗的可持续性及治疗效果。个体音乐治疗适用于各类有康复治疗需求的患者,也是较为普遍和稳定的形式。无论音乐治疗师是采用演唱演奏还是教会患者某项音乐技能,其结果都是以非音乐性为目的,即以康复为目标的功能性锻炼。因此,当采用的音乐活动是以非音乐性为目的时,即称为过程取向(process orientation)。

一对一的个体音乐治疗针对每位患者的不同情况,提供特色化、针对性强的音乐技术干预。例如,脑卒中及脑损伤患者常见言语障碍及运动功能障碍等伤后疾病。在针对脑卒中患者失语症的音乐治疗中,可以通过旋律音调治疗(melodic intonation therapy, MIT)的技术引导患者的语音发音及语言交流[2]。以恢复语言能力为目标的康复锻炼中,在治疗师的伴奏下哼唱或演唱歌曲并非治疗目的,真正的治疗目的是使患者通过不断反复模唱出音高及旋律的方式,引导患者说出相同的语音语汇,使语言功能得以康复。同样,在针对脑损伤后认知功能障碍的训练中,音乐治疗师并非要使患者成为一名专业的声乐演唱者,而是通过演唱歌曲,回忆歌词,引发语言信息记忆的"组块"(Chunk)效应,引导患者的语言交流;或者以带有认知信息的词组,如实施行为的主体 + 时间 + 地点 + 事件编写成歌曲,让患者哼唱出来。这种以非音乐性为目的的治疗,就是以练习过程中引发的功能性治疗为取向的。

个体音乐治疗在为患者提供了上下肢肌肉功能、言语认知功能锻炼的同时,也为患者提供了一个相对安全的环境,在个体治疗中,音乐治疗师运用音乐技巧和音乐活动帮助患者应对目前面临的功能障碍及困难,在鼓励患者积极参与治疗的同时,使患者达到康复的目的。

4.2.2　小组 / 集体音乐治疗

与个体治疗不同,如果说个体治疗是强调音乐治疗师与患者之间一对一的治疗形式,治疗过程中进行强化功能的锻炼,那么小组 / 集体音乐治疗则强调的是患者之间的互动形式。小组 / 集体治疗的特点在于为患者提供一个具有共同治疗目的的交互环境,患者在多成员之间的音乐活动中与其他成员及治疗师形成一个多层次互动的治疗模式,每位患者在音乐活动中都需要与其他患者协同配合,并与治疗师一起,共同完成治疗过程。在小组 / 集体的环境中,可根据音乐活动设计不同的目标,如集体演唱、合唱、演奏 / 合奏音乐作品,来锻炼患者的记忆能力、认知能力、秩序感及协作配合的能力,同时促进患者的功能锻炼和互动。患者可以在音乐活动中不断调整自己的角色,建立起与音乐作品演唱 / 演奏顺序或与音乐活动同步的集体协作秩序,锻炼脑功能及肢体功能,控制不适当的情绪和行为,逐渐达到生物 – 社会功能康复的目的。

组织小组 / 集体治疗时应考虑到治疗目的和患者病种的一致性。同病种患者可分为一个小组,这种小组也被称为"同质小组"。在同样都是轻度脑损伤患者的小组治疗中,音乐治疗的活动设计不但能以过程取向为目的,让患者在参与式演唱或即兴式演奏的音乐活动中得到功能锻炼;还可以以结果取向(result orientation),既以学会演唱歌曲、音乐演奏、参与音乐活动为目的,通过不断练习音乐作品,增强其自信心。需要注意的是,进行小组 / 集体治疗时,治疗师与患者的座位方式应为 "O" 型或 "U" 型,即治疗师与患者围坐为一个圆圈,而避免出现治疗师与小组患者分开,一对多的座位方式[2]。

4.3　神经学音乐治疗的方法

无论任何康复,都是以提升患者身体独立性为目的的。就像任何康复治疗一样,在鼓励患者提升身体功能的同时,也鼓励他们积极参与社会生活来提升功能水平。比如帮助患者增加语言丰富性,提高理解力;提高动手操作能力和行动力。从这个方面来说,音乐作为一种非语言的即时听觉刺激,可以帮助提高患者的听觉反馈—言语反馈—执行反馈功能。因此,音乐作为一种引发神经系统康复的治疗手段是非常必要的。节奏是音乐的主要结构。节奏也在神经科学中扮演一个很重要的角色。脑电图(EEG)及脑磁图(MEG)对人脑波的扫描可以很好地证明这点。高于 40 赫兹的高频 γ 波扫描给感知觉理解力的初级神经学机制提供了有力的证据。

在最近二十年间,神经康复领域的音乐治疗在干预、设计及效果评价方面产生了戏剧性的变化,主要表现在:

第一,更加科学专业化。重视并加强循证医学(evidenced based medicine, EBM)的研究方法,而非仅是依照未被证实的理论假设中加以直觉观察的方式。

第二,由于循证医学的科研证据支持,神经学音乐治疗的学科教育由过去"手把手"的治疗方式逐渐转化为"放手"的教学方法。这些治疗原则的变化对音乐治疗师及其自身职业角色的理解有着非常重要的影响。这意味着音乐治疗师对于患者来说并不仅仅是一个"治疗者"或者"教师"的角色,而是更多地作为以疾病治疗为切入点,带有医学科研视角,对患者进行治疗的"治疗师""医学研究人员"及"医师"的角色。

第三,以上发展都促使音乐治疗从最初的一对一模式,发展为有定量定性医学研究证实的治疗模式。在神经科学(neurosciences)与行为科学(behavioral sciences)并行发展的今天,已经涌现出一大批可以总结精炼的统计、计量生物医学的新型治疗方法,这些方法均是遵循循证医学的固定方法模式设计并执行治疗的。这种方法的优势在于,进行研究时是遵循随机对照实验(randomized controlled trials, RCTs)研究方法设计的,因此越来越多地用于神经康复治疗效果的评估[3]。

4.3.1　言语障碍的神经学音乐治疗

神经学音乐治疗针对言语障碍主要有以下几种技术方法,主要包括旋律音调治疗(melodic intonation therapy, MIT)、音乐语言刺激(music speech stimulation, MUSTIM)、节奏性语言提示(rhythmic speech cuing, RSC)、治疗性演唱(therapeutic singing, TS)等等[3]。这些技术主要运用于由脑卒中引起的失语症、构音障碍及言语失用症的患者,对于言语的发音训练、有效语音发音训练、语言的流畅性、自发语引导有较为明显的疗效。

4.3.1.1　旋律发音治疗

旋律发音治疗(melodic intonation therapy, MIT)又名旋律音调治疗,是指使用语言中音乐的元素,包括旋律、音高、节奏、调性,充分利用患者原有的歌唱能力来提高语言表达能力的方法[4]。旋律发音治疗的效用机制是通过语音语汇中音高及旋律的因素来实现表达语言的治疗目的。旋律发音治疗通常适用于单侧左脑布罗卡区(Broca Area)损伤,有适度的听理解能力,语言表达障碍严重,精确表述困难,单字模仿重复性差,但在演唱熟悉歌曲时可清晰提取出词汇的能力的患者。同时需要并有良好的治疗动力和注意力且情绪稳定。旋律发音治疗运用语言发音中的自然音调对应音乐中的乐音音高,配合以音程、旋律模唱及调性训练,来帮助非流畅性失语患者进行语言康复。从患者发出单音、发展到发出 2~3 个音节的词组、直到完成包含有 5 个音节以上的短句,其干预的过程都在音乐伴奏及乐音提示下完成,最后脱离音乐能够以正常语速说出。

例如,在汉语普通话旋律发音治疗中,两字类的应用性语言的句子一般由 2~3 个音节组成。由于汉语四声的语言音高特点,汉语旋律发音治疗中的"旋律"由句子语汇中带有的自然音高决定。如在引导患者与人日常问候时的语句"你好"的表达中,假如患者自身嗓音的自然调性确认为 C 调,那么"你好"即可用 C 大调大三和弦的音高旋律"mi-sol-do"表达。其中"mi-sol"可表示为"你"的三声的自然音高;"do"可表示"好"三声尾音的自然音高,以此类推。治疗师在根据患者自然语音音调确认调性和语音旋律时,要根据设定的短期目标来进行训练,实时观察患者跟随模仿的情况,以随时纠正治疗方法。

4.3.1.2　音乐语言刺激

音乐语言刺激(music speech stimulation, MUSTIM)是指使用音乐或歌曲当中重要的"刺激"作用来引发患者的自发语言[3]。音乐语言刺激运用音乐或歌曲的记忆片段容易被唤起的特点,通过音乐"填空"的方式来引发患者的自动歌词反应。在训练的过程中逐步引导患者由无意识的自发语或近似音,转化为正常的语言表达[3]。音乐语言刺激在认知功能较好,但在伴有非流畅性失语、命名性失语的患者中疗效较为显著。如在帮助患者进行常识性练习的治疗过程当中,如果患者能够意识到,但却不能够完整说出此时季节的名称,则可以用《大约在冬季》《四季歌》等此类歌曲,引发主题语言刺激。主题语言刺激多用于引导患者进行时间、地点、人物的叙述性表达,随着治疗进程的推进,当患者伴随自愈的过程能够按计划完成治疗目标,则可以提高目标水平,增加主题性语言的表达。

4.3.1.3　治疗性演唱

治疗性演唱(therapeutic singing, TS)是在患者已发出的语汇基础上进行的改善发音的方法,以此帮助患者进行控制性的练习,来提高语音发音的流畅性和词汇发音的准确性[3]。一首完整的歌曲作品通常包含音乐的基本元素——音高、音值、音强、音色;以及构成歌曲作品的节奏、节拍、音程、旋律、歌词等;配以歌曲不同伴奏音型的和声,以及固定的调性,形成一首完整的音乐作品。言语障碍的患者在演唱由治疗师指定或自己选择的歌曲时,应在治疗师的引导下,结合声乐作品中歌词的语音语汇,将歌曲完整地演唱出来。如出现歌词演唱不完整,或口部肌肉运动不协调的字音,音乐治疗师需要随时调整治疗方法,综合运用旋律发音、主题语言刺激、语音模仿等方法引导患者完整演唱。治疗性演唱也同时部分适用于患有呼吸功能障碍、构音障碍的患者,音乐治疗师可根据疾病种类设定不同的康复目标,予以治疗干预。

4.3.1.4　节奏性语言提示

对于由于脑部器质性原因造成言语速度偏快或偏慢的患者,音乐治疗师可以通过应用放松训练的方法来调整患者说话的节奏和速度。采用击打固定节奏或使用节拍器固定节奏的方法,可帮助患者的言语符合训练的目标速度,这是节奏性语言提示(rhythmic speech cuing, RSC)的主要干预手段。对由于器质性原因造成语速偏快的患者来说,放慢节奏可以对言语发音清晰度、言语韵律模式、口唇肌肉控制、气息控制有帮助。治疗师在此过程中不仅可以使用节拍器,钢琴、吉他、尤克里里等伴奏乐器同样可以起到节奏性提示的作用。此类乐器音乐性更强,患者参与度更高。在适当速度的调整下,患者语音发音的清晰度也会有所提升,可改善患者语言的可理解性[3]。

4.3.1.5　音调发声治疗

音调发声治疗(vocal intonation therapy, VIT)是类似声乐中发声训练的治疗方法[3],主要适用于构音障碍中辅音发音不清、个别整体认读音节发音不清、脑损伤造成语音音调单一和言语交流时无明显四声变化的患者。治疗师在训练的过程中以钢琴或吉他为伴奏乐器,将训练目标设定为非常具体的辅音单音训练,或近似辅音之间的变换练习,以此来训练患者口唇舌及颜面部肌肉的运动协调能力和言语清晰度。例如,在治疗由右侧脑梗 / 脑出血引起的语音音调单一的患者时,如经评估发现患者在辅音"b""p"及其他类似音节中有构音不清的情况,即可采用在变换调性伴奏下进行的"bo-po-bo-po-bo"(c^1-e^1-c^1-e^1-c^1)的发音练习,同时以半音级进换调的方法,进行发音治疗。

4.3.2　认知障碍的神经学音乐治疗

认知障碍是脑血管病、脑损伤患者的常见症状。音乐治疗中演唱和团体演奏可以帮助有认知障碍的患者促进交流,刺激记忆力,增强现实定位能力,促进放松,增强感官训练等[2]。

4.3.2.1　再激发

再激发(remotivation)是一种刺激思维和语言反应的方法。音乐特别是各个年代具有代表意义的歌曲是有效的再激发工具[2]。它可以提供动力、营造氛围、并导向一个特定的主题。比如,如果是有关于"草原"的主题,那么《草原上升起不落的太阳》《牧歌》《卓玛》《吉祥三宝》等歌曲则可以引发主题讨论,成为常识性的认知引导性治疗。

4.3.2.2 音乐现实定位

音乐现实定位(reality orientation)又称音乐定向力训练。认知障碍的患者一个重要的症状就是对现实定位的不清晰。如时间地点概念分不清,人名及关系回忆困难等。现实定位的方法常常会使用钟表、日历以及为患者书写年月日、星期、地点、天气、节日等信息的方式,来帮助患者回忆更为重要的信息[2]。将姓名、性别、年龄用熟悉歌曲的旋律演唱出来,能够帮助患有认知障碍的患者建立一个较为直接的音乐条件反射。

4.3.2.3 音乐记忆力训练

音乐记忆力训练(musical mnemonics training, MMT)是通过音乐作品或歌曲歌词来为非音乐信息提供信息再认或再现。在这个过程中,主题音乐或歌曲歌词的刺激被当作是一种记忆诱导模式,引发患者大脑当中对音乐所提供综合信息的判断,从而让患者说出与音乐相关的认知信息,或者能够更有效地记住内容[3]。

对于临床患者来说,歌曲是最熟悉且容易接纳的音乐形式。以歌词内容信息为分类标准,歌曲可总共粗分为两大类别,一类为歌词内容中包含歌曲名称的歌曲,另一类为歌词内容中不包含歌曲名称的歌曲。例如,在问到患者"一条大河波浪宽,风吹稻花香两岸"的歌曲名是什么的时候,很多患者会说这首歌叫"一条大河波浪宽"。实际上,这首歌曲的名称为《我的祖国》,而《我的祖国》这4个文字信息并未出现在演唱的歌词内容当中。因此,在使用这类歌曲作为记忆训练内容时,以非音乐性为治疗目的、脱离旋律的歌词内容再现,与歌曲名称命名再现,是两项不同的记忆信息定位。一项侧重于依托节奏、音高提示的序列语言训练内容;一项则侧重于命名。而后者命名性的记忆训练,对卒中后患者记忆力、语言表达力、信息推理及归纳能力的要求更高。此外,当患者被问到"长亭外,古道边,芳草碧连天"的歌曲名称时,部分患者并不能够提取出歌曲名称为《送别》。由此类推,歌词内容当中没有出现作品名称的歌曲,可以锻炼患者的长时或即时记忆信息提取能力和分辨力。

4.3.2.4 音乐注意力训练

音乐注意力训练(musical attention control training, MACT)是通过即兴演奏,或对现有的音乐作品进行主动或被动的音乐训练。在训练过程中治疗师

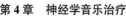

可利用歌曲旋律、变换乐器音色、变换节奏型、变换乐器组合来激发患者不同的音乐反应,并在变换的过程中引导患者找出变化,从而训练患者的保持注意力、分配注意力以及转移注意力的能力[3]。

4.3.3 运动障碍的神经学音乐治疗

与康复运动相结合的音乐治疗,为患者提供了具有目标性、结构性,并有利于身体运动功能的治疗性练习和活动。帮助患者进行运动功能康复主要有两种,跟随音乐运动和通过音乐运动。在跟随音乐运动的方法中,音乐被用来作为伴随提供节奏、速度和肌肉信号的运动;通过音乐运动则是把音乐作为促进生理恢复的刺激物[3]。

4.3.3.1 节奏听觉刺激

节奏听觉刺激(rhythmic auditory stimulation, RAS)是一种特殊的技术,指在运动的过程中提供稳定节奏的音乐或者单音节拍刺激,促进运动功能康复[3]。节奏听觉刺激能促进本质上接近生物节奏运动的康复,在这些节奏性运动中最重要的一点是节奏引导下的步速,在卒中后偏瘫患者及帕金森患者中有较多的应用。

4.3.3.2 感官模式提升

感官模式提升(patterned sensory enhancement, PSE)是指使用音乐的节奏、旋律、和声和力度,为反映功能性训练和日常生活活动的运动提供速度、空间和力量的指示。感官模式的提升比节奏听觉刺激应用的更为广泛,因为它本质上是没有固定节奏型的音乐引导运动。如果说节奏听觉刺激仅是给出节奏上的变化,那么感官模式提升就是音乐上的变化,包括和声、伴奏音乐、音色、音量的变化来对患者的运动进行声音上的促进。同时,不同的听觉效果也会提示患者运动时的力度、速度及活动范围的空间变化[3]。

4.3.3.3 治疗性器乐演奏

治疗性器乐演奏(therapeutic instrument music performance, TIMP)是使用乐器进行功能性运动的运动康复模式,一般来说,使用的乐器主要为打击类乐器,通常不需要患者具备音乐技巧。器乐演奏中的打击类乐器和键盘类乐器,在演奏时需要上肢和手指接受神经支配的运动信号来引导肢体的协调性。此外,演奏的运动表现同时接受听觉的即时反馈,以反映上肢及手指运动的准确性,并纠正动作[6]。无论简单的打击乐器还是复杂的键盘乐器,都可以用于帮助改善患者的肢体运动。通过演奏来增强肌肉力量和改善关节活动,运动的协调性也随之提高。对于运动技巧的训练,治疗性器乐演奏通常会使用钢琴、电子琴、鼓、木琴、马林巴作为其主要康复干预的乐器。

（1）打击乐器演奏训练：偏瘫患者可导致单侧肌体大肌肉运动功能受限或不协调,在康复过程中进行主动运动是非常必要的。音乐治疗师在康复过程中将上肢或下肢的肌肉运动设计为帮助患者随音乐或歌曲的节拍击打节奏,或借用合理的音乐律动,让肌肉及关节主动运动,可起到运动功能康复的作用。例如让患者随着治疗师演奏的钢琴或吉他来击鼓或击打木琴,一方面使肌肉的运动功能得到了锻炼,另一方面增强了患者参与治疗的主动性。通过脚踏式架子鼓,腕铃或脚铃的关节练习可以帮助患者在音乐的节奏中改善腕关节、膝关节、踝关节的运动功能,使关节及肌肉群得到功能锻炼。

对于患者大肌肉群运动功能的音乐治疗目标设定,音乐治疗师可与医师及物理治疗师合作,将患者需要进行的运动康复项目列出,并设计成专门的器乐演奏来为患者提供帮助,让患者在有目标的音乐律动、屈伸肢体敲打乐器的活动中,改善肢体大肌肉群的运动功能。

（2）键盘类器乐演奏训练：治疗性键盘音乐演奏（therapeutic keyboard music playing, TKMP）是通过演奏键盘类乐器,如电子琴、钢琴或手风琴等,帮助患者练习上肢肌肉运动功能,特别是手部精细肌肉群运动协调功能的音乐治疗方法。在进行治疗性键盘演奏时,可在治疗师的伴奏下循序渐进地使用固定音阶练习,也可使用患者熟悉的音乐作品中的片段来进行键盘演奏[6]。治疗性键盘音乐演奏不仅可以使患者从音乐听觉中获得愉悦感,还可以鼓励患者由兴趣驱动主动参与康复,帮助手指功能的康复。与运动康复相结合,特别是在精细肌肉运动中发挥手指对键盘音乐的触键控制与演奏训练,对于未来要练习书写功能、键盘录入功能及触屏操作功能的患者,可以起到非常有效的精细肌肉功能康复作用,具有极高的临床价值。

此外,对于上肢,特别是手部精细肌肉运动康复而使用的演奏型音乐治疗活动还有弦乐类乐器,如里拉琴、吉他、自鸣筝等；手握型操作乐器,如响板、拇指琴等。此类乐器可以使上肢及手功能障碍的患者便于操作,锻炼肌肉功能,练习手指的操作能力,达到精细肌肉群运动康复的目的。

4.3.4 社会情感障碍的神经学音乐治疗

脑损伤的患者一般在社交和情感表达方面会有一定障碍,在日常的康复治疗中需要特别的注意。对于脑损伤患者的音乐治疗方法,主要以满足心理需求、鼓励情感表达、促进放松、降低焦虑抑郁情绪等方面为主要干预目标[2]。

4.3.4.1 歌曲讨论

歌曲讨论是接受式音乐治疗中最常用的方法之一,多用于小组／集体治疗,偶尔用于个体治疗。治疗中由音乐治疗师或患者选择歌曲,在聆听之后对音乐以及歌曲、歌词的含义进行讨论。这个方法的目的在于促进患者之间的语言和情感交流;帮助患者理解或认识歌曲的含义,并进行更进一步的讨论;通过对音乐风格的感受、表达和理解,鼓励患者表达需求,增强人际互动和互助。

4.3.4.2　音乐回忆

音乐回忆是由音乐治疗师引导患者选择一首或者多首歌曲或乐曲在治疗中播放,而引发回忆讨论的治疗方法。这些音乐作品都是患者个人生活中记忆深刻或有特别意义的歌曲,目的在于引发由音乐所伴随的情感和回忆。在音乐回忆中,治疗师通过音乐或歌曲来达到探索和了解患者生活经历和事件的目的。通过选择与每段人生经历相关联的音乐,都会形成属于自己的"音乐自传",治疗师可以通过这些音乐在较短的时间内快速了解到患者非言语表达性的成长环境、成长经历、相关的生活事件等个人信息,帮助患者回忆并叙述与歌曲相关的各种记忆,并结合当时的社会背景来锻炼患者的长时记忆能力、表达交流能力、述情能力等[2]。

4.3.4.3　体感音乐治疗

体感音乐治疗也叫振动听觉治疗[7]。体感音乐治疗的主要治疗元素是身体可以感受到"声音体感振动",其频率范围为 16~20 000Hz。其中 0~50Hz 的低频部分使人的重低音感大大增强,伴随着振动感和冲击感能够给人以生理的共振感和心理的愉悦感。因为音乐的低音部分近乎于 1/f2 的振动,与母体中胎儿感受到的心跳频率接近,这种节奏的振动是形成安全舒适感和催眠的要素,同时局部的振动也能促进组织的血液循环,从而达到治疗的目的。体感音乐治疗遵循音乐同步(ISO Principle)的原则,主要为情绪调整,可使人平静、放松、愉悦,其生理效应主要为放松肌肉、降低血压和心率,该疗法对缓解患者疼痛、诱导睡眠都有较好的疗效。

4.3.4.4　音乐放松

音乐放松是指由经过专门职业训练的音乐治疗师对患者进行引导性的音乐放松治疗。放松训练过程中包括语言引导式的"肌肉渐进放松训练"或在音乐引导下的"音乐肌肉渐进放松训练",多用于改善患者睡眠障碍、疼痛感等问题。治疗过程中音乐伴随在肌肉放松训练的过程始终,在舒缓音乐作品的引导下,患者跟随引导语进行放松训练,可适用于焦虑、紧张的脱敏治疗[7]。

4.4　言语障碍的神经学音乐治疗案例

4.4.1　治疗前期准备

4.4.1.1　收集信息

基本资料：患者安启凤（化名），男，68 岁，主因"右侧肢体活动不利伴言语不利"以"脑梗死恢复期"收治入院。

现病史：患者于 2017 年 3 月 5 日睡觉 1 小时后发现右侧肢体无力伴言语不清，无意识障碍，无恶心呕吐，及大小便失禁，半小时内急查头颅 CT 显示"颅内未见明显出血及梗死病灶"。随着患者症状逐渐加重呈嗜睡状态，考虑脑梗予以静脉输液溶栓。溶栓后患者症状未见明显改善，次日复查头颅 CT 显示，左侧大脑半球大面积梗死。予以脱水降颅压营养神经等保守治疗。发病第三天（2017 年 3 月 7 日），行左侧大面积额颞顶开颅去骨瓣减压术，术后患者呈浅昏迷状态呼唤可睁眼，继续予以药物治疗。患者意识逐渐清醒，可自主睁眼，无言语表达，右侧无肢体活动。发病两周后行颅内修补术，并予以药物治疗、物理治疗（physical therapy，PT）、作业治疗（occupational therapy，OT）、语言治疗（speech therapy，ST）等康复训练。患者逐渐好转，目前言语欠清，右上肢无主动活动，可独立站立，为求进一步治疗入院。

既往史：否认高血压，糖尿病病史十余年，未见规律服药及监测，此次发病后行 24 小时动态心电图，发现阵发性房颤，治疗情况不详。否认乙肝结核等传染病。否认重大外伤手术输血史，否认食物药物过敏史。

个人社会生活史：生于原籍，否认长期外地居住史，否认疫区接触史。已婚，配偶体健，育有一子一女。子女体健。

家族史：父亲糖尿病，母亲高血压。

4.4.1.2　评估

患者在家属的陪伴下进行了音乐治疗评估。患者相关检查配合。呼其名有单音应答。视觉信息能力可，与人交流时有目光对视，可根据视觉信息提示完成操作模仿指令。听理解能力弱，对简单封闭式问题可以理解并做是否回答；对复杂问题不能理解亦不能回答。可完成一步听理解指令，二步以上指令不能完成。长时记忆力弱、短时记忆力弱、瞬时记忆力弱；对事物再认再现能力弱；数理计算能力弱；时间定向力弱、空间定向力弱。认知评估待查。

行《中国康复研究中心汉语普通话发音量表》（试行）测得 28（90），仅可模仿 6 个单韵母、3 个复韵母,声母大部分不能模仿发音。在演唱熟悉歌曲时可提取部分语音信息。

行《美国国立卫生研究院卒中量表(NIHSS)》语言评级 2,严重失语。

行《西肖尔音乐能力测试(SMMT)》定性评估量表测得患者既往对音乐较为喜好,乐音分辨力可,可分辨噪音与乐音;可根据给出乐音音高同度模仿,可模打基本单位拍节奏(2/4 拍,两小节);调性感可,演唱熟悉歌曲时可根据有旋律提示转换调性;可跟随无旋律伴奏转换调性;既往熟悉音乐认知信息可在无提示下部分完全再现,音准、节奏、节拍、调性均正确;歌词部分再现,命名信息不能再现。音乐感受力可,在聆听不同音乐作品时可正确示意关于速度、风格的封闭式提问。

声音音量可,发音自然音量,音强 50db;自然音域 G–g^1,男中音音域。

印象诊断:脑梗后非流畅性失语症、构音障碍、认知障碍。

治疗建议:旋律发音治疗;口唇运动发音训练;音乐定向力训练。

4.4.2 治疗计划制定

长期目标:(Goal,以下缩写 G)

G1:提高主动语言表达能力(G1);

G2:提高对话交流能力(G2);

G3:提高认知定位能力(G3)。

短期目标(第一周):(Objective,以下缩写 O)

O1:患者在 6 月 7 日前连续 3 次治疗中可完成"你好"两字句 5 次(G1,G2);

O2:患者在 6 月 7 日前连续 3 次治疗中可完成"老师你好"打招呼用语 5 次(G1,G2);

O3:患者在 6 月 7 日前连续 3 次治疗中可完成"我叫安启凤"的应答 5 次(G1,G2);

O4:患者在 6 月 7 日前连续 3 次治疗中可完成"(今年)68 岁"的补充 5 次(G1,G2,G3);

O5:患者在 6 月 7 日前连续 3 次治疗中可完成"今年 68 岁"的完整应答 5 次(G1,G2,G3)。

4.4.3 治疗干预实施

【2017-06-01 第 1 次】

1. 日期 认知信息定位:由治疗师告知患者今天是 2017 年 6 月 1 日,星期四。

2. 目标语言　问候语"你好"。

发音训练：根据音域进行"a""ao""yi"的口唇模仿发声训练。谱例（图 4-1）：

（治疗师 therapist，T；患者 patient，P；内容反复练习，直至达到第一个短期目标）

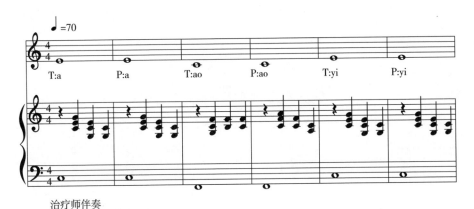

图 4-1　目标语言：你好

患者可以在治疗师有旋律伴奏及无旋律伴奏下跟随模仿说出"a""o""i"3 个单韵母 5 次以上；

患者可以在有旋律伴奏及无旋律伴奏下跟随模仿说出"你好"5 次以上；

在逐步脱离旋律、乐音音高 E-G-C 的音程进行中可以相同节奏说出"你好"5 次以上；

患者可在自然语境无提示下完成"你好"对话 1 次。

【2017-06-02　第 2 次】

1. 日期　时间定向力信息：由治疗师告知患者今天是 2017 年 6 月 2 日，星期五。

2. 目标语言　问候语"老师,你好"。

目标语言训练：根据"老师,你好"的汉语发音自然音调规律设计适合患者音域的旋律语言练习谱例（图 4-2），内容反复练习,直至达到第二个短期目标。

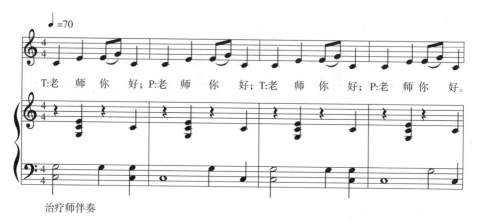

图 4-2　目标语言：老师你好

患者可以在治疗师有旋律伴奏及无旋律伴奏下说出"老师你好"5 次以上；在逐步脱离旋律、乐音音高 C-E,E-G-C 的音程进行中可以相同节奏说出"老师你好"5 次以上；患者在逐步脱离旋律的和弦伴奏下可用利手击打不利手以相同节奏说出"老师你好"5 次；患者可自行使用利手击打不利手按自然节奏说出"老师你好"3 次；患者可在自然语境无提示下完成"老师你好"对话 1 次。

【2017-06-05　第 3 次】

1. 日期　时间定向力信息：由治疗师告知患者今天是 2017 年 6 月 5 日，星期一。

2. 目标语言　第一人称代词"我"及姓名介绍"我叫安启凤"。

目标语言训练：根据"我叫安启凤"的汉语发音自然音调规律设计适合患者音域的旋律语言练习谱例（图 4-3），内容反复练习,直至达到第三个短期目标。

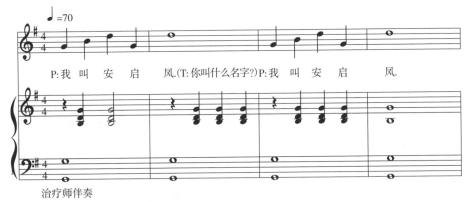

图 4-3 目标语言：我叫安启凤

患者能完成主动应答 5 次，并能够回答治疗师的设定问题，安启凤是谁？患者回答，"我"。患者可理解治疗师设定问题的意义，在有旋律音高提示条件下可回答 "我叫安启凤" 5 次。

在无旋律，和声伴奏的条件下可完成 "我叫安启凤" 回答 5 次。在无乐音，节奏击打的提示下可完成 "我叫安启凤" 设定问题匹配的答案（图 4-4）。

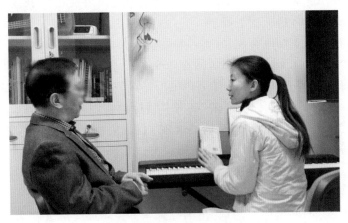

图 4-4 引导患者说出姓名

【2017-06-06 第4次】

1. 日期 时间定向力信息：由治疗师告知患者今天是 2017 年 6 月 6 日，星期二。

2. 复习前三个训练内容，重复问候语、人称代词及姓名表达。

目标语言：年龄 "68 岁"。完成补充训练：今年 "68 岁"。

目标语言训练：根据"68 岁"的汉语发音自然音调规律设计适合患者音域的旋律语言练习谱例（见图 4-5），内容反复练习，直至达到第 4 个短期目标。

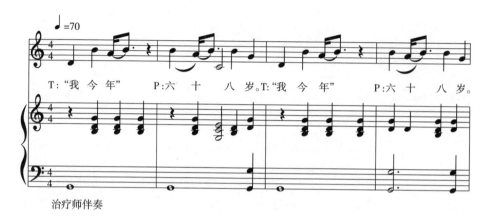

治疗师伴奏

图 4-5　目标语言：68 岁

情景设定问答：

治疗师（therapist，T）："安启凤你好，您今年多大年纪了？'我今年 '"

患者（patient，P）："……68 岁。"

　　患者能完成主动应答补充回答"68 岁"3 次，并能够回答治疗师的设定问题，"您今年多大年纪了？"患者回答"68 岁"。患者可理解治疗师设定问题的意义，在有旋律音高提示条件下可回答"68 岁"目标语言 5 次以上。在无旋律，和声伴奏的条件下可完成"68 岁"目标语言回答 5 次以上。在无乐音提示，节奏击打提示下可完成应答"68 岁"目标语言 3 次，在脱离音乐的条件下需治疗师辅助，并在提示下完成完整应答，"十（shi）"的发音近似"si"。

【2017-06-07　第 5 次】

　　1. 日期　时间定向力信息：由治疗师告知患者今天是 2017 年 6 月 7 日，星期三。

　　2. 复习前 3 个训练内容，重复问候语、人称代词及姓名表达。

　　目标语言："我今年 68 岁。"

　　练习重点：包含第一人称"我"；时间定向状语"今年"；表达内容信息"68 岁"。训练内容为 7 字句，根据语言康复的 3 个级别，5~7 字句为具有社会学意义表达的句子，内容包含完整的现实定向信息，对于患者认知定向力、主动语言表达均有康复作用。

目标语言训练：根据"我今年 68 岁"的汉语发音自然音调规律设计适合患者音域的旋律语言练习谱例同上，内容反复练习，直至达到第 5 个短期目标。

情景设定问答：

T："安启凤你好，您今年多大年纪了？"

P："我今年 68 岁。"

患者能完成主动应答"我今年 68 岁"5 次，并能够回答治疗师的设定问题，"您今年多大年纪了？"患者回答"我今年 68 岁"。患者可理解治疗师设定问题的意义，在有旋律音高提示条件下可回答"我今年 68 岁"目标语言 5 次以上。在无旋律，和声伴奏的条件下可完成"我今年 68 岁"目标语言回答 5 次以上。在无乐音，节奏击打的提示下可完成应答"我今年 68 岁"目标语言句子 5 次，在脱离音乐的条件下需治疗师辅助按节奏击打患者患侧手，并在提示下完成完整应答 3 次。

本周短期目标内容完成，制定下周内容及治疗目标。

4.4.4　治疗结束 / 总结

本病例为较典型的左侧脑梗后恢复期非流畅性失语症的语言治疗案例。在以上的记录呈现中，介绍了患者的现病史、既往病史、个人社会生活史，并做了详尽的病程治疗记录。由于本病例患者为较为典型的非流畅性失语症患者，同时伴有一定认知障碍，因此治疗目标侧重于使用神经学音乐治疗中针对言语障碍的治疗技术对患者进行语言及认知的康复。本案例以信度效度较高的《美国国立卫生院卒中量表（NIHSS）》中言语障碍的评级作为参考初评。采用定性音乐能力评估量表《西肖尔音乐能力测试（SMMT）》，对患者的音乐能力做了初步测定。

根据文献报道，Albert，Sparks 和 Helm 等人[4]于 1989 年首次提出旋律发音治疗（melodic intonation therapy，MIT）的概念"旋律发音治疗是一种针对严重的非流畅性失语症病人使用的语言生成治疗方法，通过使用旋律性的语调和节奏来恢复语言功能"。20 世纪 90 年代，美国神经学会将 MIT 评定为符合布罗卡区失语症患者有潜在疗效的治疗方法。Helm[5]等人在总结了 MIT 的干预案例之后，将 MIT 的适应证概括为以下几点：（1）左脑脑梗或脑出血；（2）主动语言少，或者表达欠流畅；（3）在演唱熟悉歌曲时能偶尔表达出个别单字或词汇；（4）语言模仿重复能力弱；（5）听觉尚可，有一定理解力；（6）有表达意愿；（7）配合良好，情绪稳定，注意力可。

本案例中的患者符合以上适应证诊断标准，考虑到患者在患有非流畅性失语的同时还伴随一定程度的认知障碍,因此将音调发声治疗、旋律发音治疗、音乐语言刺激、节奏性语言提示、治疗性演唱、音乐认知定位综合运用于患者的语言康复治疗中。例如,在诱导患者发出"a""yi"等母音时,治疗师使用的音乐伴奏及引导技术就包含音调发声治疗和口唇部运动训练。在引导患者以语言的自然音调模仿唱出并说出"你好""老师你好"姓名、数字、地点、时间时则侧重于旋律发音治疗,同时在进行补充填空对话时使用音乐语言刺激、节奏性语言提示等方法。在患者完成得较为理想的时候,治疗师还会引导患者演唱自己熟悉的歌曲作为奖励机制,因此也使用到治疗性演唱的方法。

4.5　认知障碍的神经学音乐治疗案例

4.5.1　治疗前期准备

4.5.1.1　收集资料

基本资料:患者边志东(化名),男,48 岁。主因右侧肢体活动不利伴言语不利 8 月入院。

现病史:患者于 8 月前(2016 年 11 月 14 日)晚 8 点看电视无明显诱因出现不能言语反应迟钝,十余分钟后于 120 送至医院,途中出现喷射性呕吐,4~5 次为胃内容物。逐渐出现意识不清,半小时后送至医院行头颅 CT 及头颅 CTA,考虑为左侧大脑中动脉闭塞。发病 4 小时行动脉取栓术,术后患者于 ICU 多次出现恶心,心律失常、肺部感染经抢救治疗后平稳,但不能言语且右侧肢体不能活动。患者逐渐好转,发病两周后患者可说单字,3 周后可读字,右侧肢体可抬高,约 1.5 个月后可独立站立步行。目前患者语言表达费力,可独立行走,右手实用性差,为求进一步康复入院。

既往史:2013 年诊断冠心病,房颤,心脏瓣膜病行支架术治疗。术后口服阿司匹林及波立维,2016 年初自行停药,2016 年 5 月行"射频消融术"术后口服利伐沙班,此次发病后应下肢动静脉血栓改为华法林抗凝。高血压病,5 年间断口服拜新同。否认糖尿病,高血脂等病史。否认食物药物过敏,否认肝炎结核等传染病史,否认术后手术外伤输血史。

个人生活史:生于原籍,否认长期外地居住史,否认疫区疫水接触史,否认毒物及放射线接触史,否认冶游史,因工作关系长期饮酒每月 5~6 次,每次约 300~500ml。否认吸烟史,适龄结婚,配偶体健,未育。

家族史:父亲患有高血压,糖尿病,肾病,已故。母亲已故死因不详。

职业史：公务员。

心理史：病前性格外向，病后无明显改变，否认重大心理创伤史。

4.5.1.2　评估

患者在家属的陪伴下进行了音乐治疗评估。患者相关检查配合。问其姓名、性别可以理解并可回答；年龄日期等数字信息回答不准确。视觉信息能力可，与人交流时有目光对视，可根据视觉信息提示完成模仿操作指令。听理解能力中对封闭式问题可以理解并做是否回答；能完成开放式简单思维逻辑设问；对复杂思维逻辑及二步以上问题可以理解但不能回答；可完成三步听理解指令，三步以上听理解指令不能完成。数理计算能力弱；长时记忆力尚可、短时记忆力弱、瞬时记忆力弱；对新识别事物再认能力可；再现能力弱；时间定向力弱、空间定向力弱。认知评估待查。

行《中国康复研究中心汉语普通话发音量表》测得 68（90），单韵母、复韵母、整体认读音节可模仿完成；声母中浊辅音可完成；清辅音不能完成。自主语言表达能力弱，不跟根据自身需要提出基本需求。在演唱熟悉歌曲时可根据熟悉旋律有效提取语音语汇等语言信息。

行《美国国立卫生研究院卒中量表（NIHSS）》语言评级 1，失语，认知障碍。

行《西肖尔音乐能力测试（SMMT）》定性评估量表测得患者既往对音乐较为喜好，乐音分辨力可，可分辨噪音与乐音；可根据给出乐音音高同度模仿，可模打基本单位拍节奏，4/4 拍、速度 80 条件下可正确模打两小节；调性感可，演唱熟悉歌曲时可根据有旋律提示转换调性；可跟随无旋律伴奏转换调性；既往熟悉的音乐认知信息可在无提示下部分完全再现，音准、节奏、节拍、调性均正确；歌词在提示下完全再现，命名信息记忆再现不能完成。音乐感受力可，在聆听不同音乐作品时可正确示意关于速度、风格的封闭式提问。

声音音量可，发音自然音量，音强 60db；自然音域 $F-e^1$，男中音音域。

印象诊断：患者脑损伤后轻度非流畅性失语症合并构音障碍，伴有认知功能障碍。

治疗建议：口唇运动发音训练；音乐认知定向力训练。

4.5.2　治疗计划制定

长期目标：（Goal，以下缩写 G）

G1：提高语言表达和交流能力；

G2：提高认知能力（尤其记忆和理解）。

短期目标：（Objective，以下缩写 O）

O1：患者在 8 月 7 日前连续 4 次治疗中可完成"我今年 48 岁"7 字句 5 次

以上（G1，G2，G3）；

O2：患者在 8 月 7 日前连续 4 次治疗中可完成"现在是 9 点"时间定向力应答 3 次（G1，G2，G3）；

O3：患者在 8 月 7 日前连续 4 次治疗中可完成"我 9 点上音乐课"时间事件定向力应答 3 次（G1，G2，G3）；

O4：患者在 8 月 7 日前连续 4 次治疗中可完成"我下午 2 点上 OT 课"的时间事件定向力应答 3 次（G1，G2，G3）；

O5：患者在 8 月 7 日前单次治疗中可完成"我住在北京 ×× 医院 ×× 科"的地点定向力应答 3 次（G1，G2，G3）。

4.5.3　治疗干预实施

【2017-08-01　第 1 次】

1. 日期　时间定向力信息：由治疗师告知患者今天是 2017 年 8 月 1 日，星期二。

2. 训练前对话　问候语、人称代词及姓名表达。

目标语言：基本个人事实信息表达"我今年 48 岁"。

练习重点：根据设问完整表达 7 字句，并重复多次直至能够独立完成。

目标语言训练：根据"我今年 48 岁"的汉语发音自然音调规律设计适合患者音域的旋律语言练习谱例同上，内容反复练习，直至达到第一周短期目标。

问答设定：

T："你好。"（向患者演示使用健侧手击打患侧手按节奏说出）

P："你好。"（患者使用健侧手击打患侧手按节奏说出）

T："跟我打个招呼吧，'老师你好'。"

P："老师你好。"

T："你好。您叫什么名字？"

P："我叫边志东。"

T："您今年多大年纪了？（治疗师口型伴语言提示）'我今年 48 岁'"。

年龄谱例同上案例相同短期目标图示，直至达到本周第一个短期目标。

【2017-08-02　第 2 次】

1. 日期　时间定向力信息：由治疗师告知患者今天是 2017 年 8 月 2 日，星期三。

2. 目标语言　"现在是 9 点。"（每日上午 9：00~9：30 为音乐治疗固定时间康复训练课。)

练习重点：时间定向力训练，在旋律提示下完成"现在是 9 点"，并重复多次直至能够独立完成。

目标语言训练：根据"现在是 9 点"的汉语发音自然音调规律设计适合患者音域的旋律语言练习谱例（图 4-6），内容反复练习，直至达到本周第 2 个短期目标。

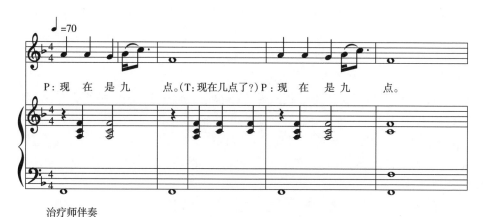

图 4-6　目标语言：现在是 9 点

患者能完成主动应答"现在是 9 点"，并能够回答治疗师的设定问题，"现在几点了？"患者回答"现在是 9 点"。患者可理解治疗师设定问题的意义，在有旋律音高提示条件下可回答"现在是 9 点"目标语言 5 次以上。在无旋律，和声伴奏的条件下可完成"现在是 9 点"目标语言回答 5 次以上。在无乐音，节奏击打的提示下可完成应答"现在是 9 点"目标语言句子 5 次，在脱离音乐的条件下需治疗师辅助按节奏击打患者患侧手，并在提示下完成完整应答 5 次。

【2017-08-03·第 3 次】

1. 日期　时间定向力信息：由治疗师告知患者今天是 2017 年 8 月 3 日，星期四。

2. 选入已完成短期目标的练习内容，逐步形成正常化对话情景表达。

T："你好。"（提示患者使用健侧手击打患侧手按节奏说出）

P："你好。"（患者使用健侧手击打患侧手按节奏说出）

T："跟我打个招呼吧。"（提示患者击打节奏并同时说出"老师你好"）

P："老师你好。"

T:"您叫什么名字?"(提示患者击打节奏并同时说出"我叫边志东")

P:"我叫边志东。"

T:"您今年多大年纪了?"(提示患者)

P:"我今年 48 了。"

T:"现在几点了?"(提示患者击打节奏并同时说出"现在 9 点了")

P:"现在 9 点了。"

T:"那 9 点钟上什么课?"(提示患者击打节奏并同时说出"我 9 点钟上音乐课")

P:"我 9 点钟上音乐课。"

目标语言:"我 9 点钟上音乐课。"

练习重点:时间定向力训练,在旋律提示及脱离旋律的刺激下完成"我 9 点钟上音乐课"的目标语言训练。能够主动表述行为的主体第一人称"我";行为实施时间"9 点";具体的行为内容"上音乐课"。在本次治疗目标的内容练习中,完成一个 7 字句主语(名词)、谓语(动词)、宾语(表述内容)的完整表述。重复多次直至能够独立完成。

目标语言训练:根据"我 9 点钟上音乐课"的汉语发音自然音调规律设计适合患者音域的旋律语言练习谱例(图 4-7),内容反复练习,直至达到本周第 3 个短期目标。

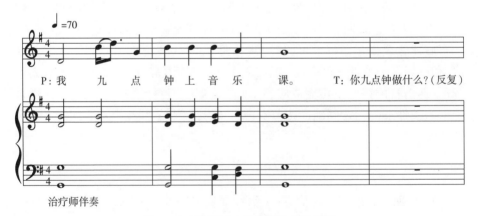

图 4-7　目标语言:我 9 点钟上音乐课

患者能完成主动应答"我 9 点钟上音乐课"5 次,并能够回答治疗师的设定问题,"您 9 点钟做什么?"患者回答"我 9 点钟上音乐课"。患者可理解治疗师设定问题的意义,在有旋律音高提示条件下可回答"我 9 点钟上音乐课"目标语言 5 次以上。在无旋律,和声伴奏的条件下可完成"我 9 点钟上音乐课"目标语言回答 3 次以上。在无乐音,节奏击打的提示下可完成应答"我 9 点钟上音乐课"目标语言句子 3 次以上,在脱离音乐的条件下需治疗师辅助按节奏击打患者患侧手,并在提示下完成完整应答 3 次。

【2017-08-04　第 4 次】

1. 日期　时间定向力信息:由治疗师告知患者今天是 2017 年 8 月 4 日,星期五。

2. 目标语言　"我下午 2 点上 OT 课"。

练习重点:时间定向力训练,在旋律提示及脱离旋律的刺激下完成"我下午两点上 OT 课"的目标语言训练(图 4-8)。能够主动表述行为的主体第一人称"我";行为实施时间"下午 2 点";具体的行为内容"上 OT 课"。在本次治疗目标的内容练习中,完成一个 9 字句主语(名词)、谓语(动词)、宾语(表述内容)的完整表述。重复多次直至能够独立完成。

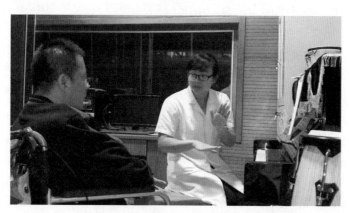

图 4-8　引导患者说出有效的定向信息

目标语言训练:根据"我下午两点上 OT 课"的汉语发音自然音调规律设计适合患者音域的旋律语言练习谱例(图 4-9),内容反复练习,直至达到本周第 4 个短期目标。

患者能完成主动应答"我下午 2 点上 OT 课"3 次,并能够回答治疗师的设定问题,"您下午 4 点钟干什么?"患者回答"我下午 2 点上 OT 课"。患者可理解治疗师设定问题的意义,在有旋律音高提示条件下可回答"我下午 2 点上 OT 课"目标语言 3 次以上。在无旋律,和声伴奏的条件下可完成"我下午 2 点上 OT 课"目标语言回答 3 次。在无乐音,节奏击打的提示下可完成应答"我下午 2 点上 OT 课"目标语言句子 3 次,在脱离音乐的条件下需治疗师辅助按节奏击打患者患侧手,并在提示下完成完整应答 3 次。

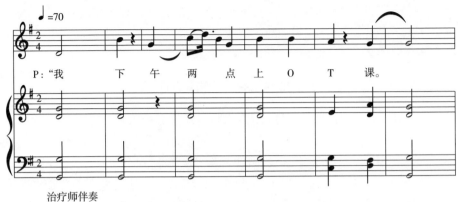

治疗师伴奏

图 4-9　目标语言：我下午 2 点上 OT 课

【2017-08-07　第 5 次】

1. 日期　时间定向力信息：由治疗师告知患者今天是 2017 年 8 月 7 日，星期一。

2. 目标语言　"我住在北京 ×× 医院 ×× 科"。

练习重点：地点定向力训练，在旋律提示及脱离旋律的刺激下完成"我住在北京 ×× 医院 ×× 科"的目标语言训练。能够主动表述行为的主体第一人称"我"；表示地点的宾语"北京 ×× 医院 ×× 科"；句子结构的宾语中更为具体的、修饰中心词"×× 科"的定语"北京 ×× 医院"。在本次治疗目标的内容练习中，完成一个 10 字以上主语（名词）、谓语（动词）、宾语（表述内容）的复杂定向力表述。重复多次直至能够独立完成。

目标语言训练：根据"我住在北京 ×× 医院 ×× 科"的汉语发音自然音调规律设计适合患者音域的旋律语言练习谱例（图 4-10），内容反复练习，直至达到本周第五个短期目标。

患者能完成主动应答"我住在北京 ×× 医院 ×× 科" 3 次，并能够回答治疗师的设定问题，"您住在哪所医院？哪一个科？"患者回答"我住在北京 ×× 医院 ×× 科"。患者可理解治疗师设定问题的意义，在有旋律音高提示条件下可回答"我住在北京 ×× 医院 ×× 科"目标语言 3 次。在无旋律，和声伴奏的条件下可完成"我住在北京 ×× 医院 ×× 科"目标语言回答 3 次。在无乐音，节奏击打的提示下可完成应答"我住在北京 ×× 医院 ×× 科"目标语言回答 3 次，在脱离音乐的条件下需治疗师辅助按节奏击打患者患侧手，并在提示下完成完整应答 3 次。在回答中，"医院"两字欠清晰，有延迟重复的现象。

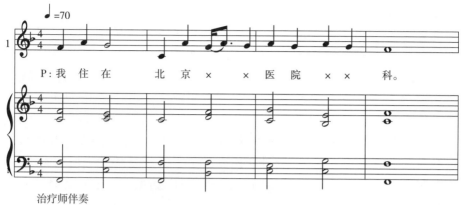

治疗师伴奏

图 4-10　目标语言：我住在北京 ×× 医院 ×× 科

治疗第一周短期目标完成。

4.5.4　治疗结束 / 总结

在侧重于认知的康复练习中，将患者的训练内容设定为目前的康复日程生活，是基于认知康复中现实定位、定向力训练的治疗原则。在设定的目标内容中，将患者的日常生活语言表达作为训练目标，如"9 点上音乐课""2 点上 OT 课""在 ×× 医院 ×× 科"既对患者的语言表达能力进行了练习，同时也加强了患者时间、空间定向力的训练。将患者每日的康复日程加以时间、地点、内容，并以动作性为实施的主体——第一人称——以患者的音域编成旋律演唱至表述出来，是对患者现实定位的一项非常好的训练方式。在完成第一阶段短期训练目标之后，可逐步加大难度，拓展为复杂句子结构的表述，逐步加入第二人称、第三人称、代词、宾语（名词）、状语（时间 / 地点）、定语（形容词）等表达内容，帮助患者进行需求表达练习及现实定位练习。

4.6　运动障碍的神经学音乐治疗案例

4.6.1　治疗前期准备

4.6.1.1　收集资料

基本资料：患儿，12 岁，主因双下肢活动不利 12 年，痉挛型脑瘫恢复期，于 2017 年 4 月 24 日收入医院。

现病史：患儿系母体内第一胎第一产，母亲主述其有宫内缺氧，足月顺产。出生后哭声较其他婴儿少，第 7 天家人发现其肢体抽搐，皮肤黄疸送进医院。行头颅 CT 示脑出血，考虑脑出血和黄疸予以蓝光等治疗约半月后黄疸消退，未见发抽搐。患儿 10 个月会叫妈妈，3 岁会坐，6 岁会短距离的步行。目前小学三年级学习成绩中等水平，2008 年于医院行康复训练一年多，2013 年医院行矫形手术（跟腱延长术，内收肌手术）手术后患者下肢痉挛有所减轻，可短距行走。现双足可独立独行 10m，异常步态，双下肢肌肉僵硬，双下肢肌张力高，双足扁平外翻，双下肢屈膝，躯干代偿，现为进一步康复进入我科。

既往史和家族史：否认有传染病和其他重大手术与疾病，否认家中有类似病史。

4.6.1.2 评估

在家属的陪同下行音乐治疗会诊。患者坐位姿势异常，呈弓背状，双下肢肌肉紧张，肌张力高，足畸形，双足扁平外翻，独立静态站立 20 秒，在监护下能独立，平地步行 5m，步态异常，步长不均匀。患者对音乐较喜好，但音乐节奏节拍感欠佳，指导患者行治疗性器乐演奏，患者能主动参与配合治疗师完成合奏任务，音乐感知能力可。

印象诊断：坐位平衡障碍，双下肢活动障碍伴站立平衡障碍及步行障碍。

治疗建议：治疗性器乐演奏，坐位及站立位平衡训练。

4.6.2 治疗计划制定

长期目标：（Goal，以下缩写 G）

G1：提高坐位平衡和调整坐位力线；

G2：提高站立位平衡训练。

短期目标（第一周）：（Objective，以下缩写 O）

O1：患者在 8 月 5 日前连续 5 次治疗中可完成和弦引导下和治疗师帮助下调整坐位力线 3 次（G1）；

O2：患者在 8 月 5 日前连续 5 次治疗中可完成和弦引导下自己调整坐立位姿势 3 次（G1）；

O3：患者在 8 月 5 日前连续 5 次治疗中可完成在维持坐位姿势并有节拍器引导的前提下，完成 2/4 拍的左右击鼓合奏 3 次（G1）；

O4：患者在 8 月 5 日前连续 5 次治疗中可完成在维持坐位姿势并有节拍

器引导的前提下,完成 2/4 拍的前后击鼓合奏 5 次(G1);

O5: 患者在 8 月 5 日前连续 5 次治疗中可完成在维持坐位姿势并有节拍器引导的前提下,完成 4/4 拍的击鼓合奏 3 次(G1)。

4.6.3　治疗干预实施

【2017-08-01　第 1 次】

指导患者随着和弦(C, G)的声音,让自己调整坐姿,并指导患者正确姿势。患者配合程度可,在治疗师的帮助下分辨和弦。患者能主动配合调整坐姿。和弦进行为 C–G–C–G 反复练习,并配合 *London Bridge is Falling Down* 歌曲演唱同时进行。

【2017-08-02　第 2 次】

在和弦 C–G 交替刺激和治疗师言语提示下,患者能主动调整坐姿,并能分辨出两个和弦。同时配合 *London Bridge is Falling Down* 歌曲演唱引导。可完成在和弦引导下自己调整坐立位姿势 3 次。

【2017-08-03　第 3 次】

在和弦 C–G 交替刺激和治疗师言语提示下,患者能主动调整坐姿,并能分辨出两个和弦。同时配合 *London Bridge is Falling Down* 歌曲演唱引导。可完成在和弦引导下自己调整坐立位姿势 3 次。在训练期间患者能主动配合调整坐姿并保持 30 秒,在节拍器刺激和治疗师言语提示下,完成左右击鼓 5 次,完全重合 3~4 次。谱例及图例(图 4–11 至图 4–12):

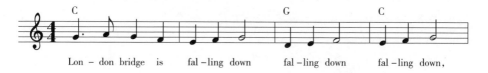

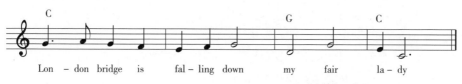

图 4–11　*London Bridge is Falling Down* 歌曲和弦标记

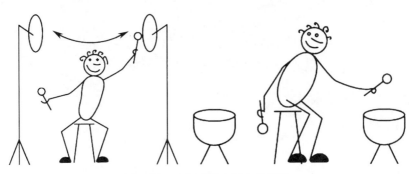

图 4-12　坐位平衡交替击鼓训练

【2017-08-04　第 4 次】

在和弦 C-G 的进行并同时配合 *London Bridge is Falling Down* 歌曲演唱引导时,能在训练期间患者能主动配合调整坐姿并保持 35 秒,在节拍器刺激和治疗师言语提示下,完成前后击鼓 10 次,完全重合 2~3 次。

【2017-08-05　第 5 次】

在和弦 C-G 的进行并同时配合 *London Bridge is Falling Down* 歌曲演唱引导时,训练期间患者能主动配合调整坐姿并保持 40 秒,在节拍器刺激和治疗师言语提示下,完成前后左右交替击鼓 10 次,节拍均不准确。

短期目标(第二周):(Objective,以下缩写 O)

O1:患者于 8 月 12 日前连续 5 次治疗中在维持坐位姿势并有和弦引导的前提下,完成 4/4 拍的前后左右 2 个方位击鼓合奏 10 次,保持坐立位静态平衡 30 秒(G1);

O2:患者于 8 月 12 日前连续 5 次治疗中在维持坐位姿势并有和弦引导的前提下,完成 4/4 拍的前后左右 4 个方位击鼓合奏 10 次,保持坐立位静态平衡 30 秒(G1);

O3:患者于 8 月 12 日前连续 5 次治疗中在站立位并有节拍器引导下,完成站立位静态平衡达 30 秒(G2);

O4:患者于 8 月 12 日前连续 5 次治疗中在站立位并有节拍器引导下,完成 2/4 拍左右击鼓 4 次,站立时间 20 秒(G2);

O5:患者于 8 月 12 日前连续 5 次治疗中在站立位并有节拍器引导下,完成 3/4 拍左右击鼓 6 次,站立时间 25 秒(G2)。

【2017-08-08　第 6 次】

本周训练目标 O1,O2 与上周内容相仿;站立位训练 2/4 拍曲目同前一周,并可酌情更换其余 2/4 拍歌曲,但要求和弦结构简单易掌握,偏于患者听辨并演唱。2/4 及 3/4 拍站立位击打动作训练见以下治疗记录。

【2017-08-12　第 10 次】

在和弦 C-F-G 的进行并同时配合 3/4 拍 *The More We Get Together* 歌曲演唱引导时,训练期间患者能主动配合调整坐姿,并在训练期间患者能主动配合,在节拍器和治疗师言语提示下,完成站立位左右击鼓 6 次,最高时长 25 秒,且 3 次重合。在反复练习之后患者能保持正确坐姿 1 分钟,坐立位平衡三级,独立站立能达到 35 秒。谱例及图例见图 4-13 至图 4-15:

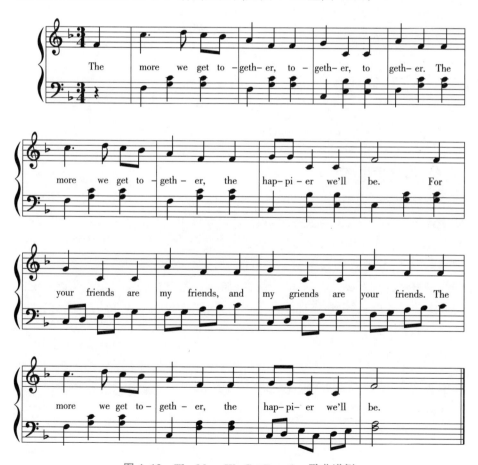

图 4-13　*The More We Get Together* 歌曲谱例

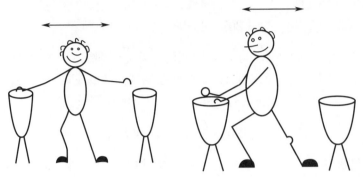

图 4-14　站立位平衡 2/4 拍交替击鼓训练

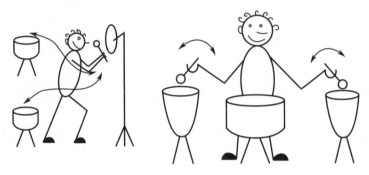

图 4-15　站立位平衡 3/4 拍交替击鼓训练

4.6.4　治疗结束 / 总结

本病例为较典型的以运动康复为目标的治疗性器乐演奏案例。目的在于使用音乐固有的节奏来帮助患者在既定的节奏和节拍框架下,转身击鼓,练习平衡能力。由于音乐是有时间和速度限定性的,在固定框架下演奏的音乐或演唱的歌曲,需要按照设定的节奏节拍来击鼓。对患者的运动控制和速度控制都是良好的训练模式。音乐治疗师在做训练的过程中也可以跟随患者的能力调整演奏速度,帮助患者在能力范围内更好的练习坐立位及站立位稳定性。

（张晓颖）

（张晓颖,中央音乐学院音乐治疗学硕士,首都医科大学附属中国康复研究中心音乐治疗中心助理研究员,中国音乐治疗师行业委员会注册音乐治疗师及督导师）

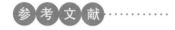

［1］Kenneth E. Bruscia. Definition of Music Therapy. Second Edition. Barcelona Publishers. 1989：198-199.

［2］高天. 音乐治疗学导论［M］. 北京：世界图书出版公司, 2008.：20；35-38；168-185；143-144；40-41.

［3］M. H. Thaut, V. Hoemberg. Handbook of Neurological Music Therapy［M］. Oxford. 2014：2, 7-8, 146, 185, 150, 179, 294, 257, 94, 106, 116, 125, 131.

［4］Albert ML, Sparks RW, Helm NA. Melodic intonation therapy for aphasia［M］. Arch. Neurol 1973；29：130-131.

［5］Helm-Estabrooks N and Albert ML. Manual of Aphasia Therapy［M］. Austin：Pro-Ed. 1991.

［6］Chong HJ, Cho SR, Jeong E, et al. Finger exercise with keyboard playing in adults with cerebral palsy：a preliminart study［J］. Exerc Rehabil, 2013, 9：420-425.

［7］高天. 接受式音乐治疗方法［M］. 中国轻工业出版社. 2011. 9：15-16, 233.

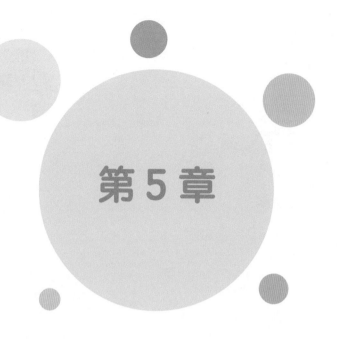

第5章

精神障碍音乐治疗
——如歌的内在世界

　　音乐,以极其深刻的情绪感染力、强大的精神力量以及优美的艺术特质,打动精神障碍患者光怪陆离又天赋异禀的精神世界,抚慰他们的心灵创伤,挖掘他们的才华与潜能,陪伴他们重返家庭和社会的旅程。

5.1　精神障碍的含义

5.1.1　精神障碍的概念

精神行为障碍,常简称为精神障碍,是一系列以异常精神活动与不良行为模式为基本临床特点的疾病。精神障碍的范围非常广泛,根据国际疾病分类系统第十版[1]中的"ICD-10 精神与行为障碍疾病分类"来看,大致分 10 个类别(表 5-1)。

表 5-1　ICD-10 精神与行为障碍疾病分类简要目录

目录	类别	疾病举例
F00~F09	器质性,包括症状性精神障碍	血管性痴呆、阿尔兹海默症等
F10~F19	使用精神活性物质所致的精神障碍	酒精依赖症等
F20~F29	精神分裂症、分裂型障碍和妄想性障碍	精神分裂症等
F30~F39	心境(情感)障碍	抑郁发作、双相情感障碍等
F40~F48	神经症性、应激相关的及躯体障碍	焦虑障碍、强迫障碍、分离(转换)性障碍等
F50~F59	伴有生理紊乱及躯体因素的行为综合征	进食障碍、睡眠障碍等
F60~F69	成人人格与行为障碍	表演型人格障碍等
F70~F79	精神发育迟滞	轻度精神发育迟滞等
F80~F89	心理发育障碍	孤独症、注意力缺陷多动性障碍等
F90~F98	常起病于童年与少年期的行为与情绪障碍	品行障碍、口吃等

精神障碍涵盖了各年龄段的精神与行为疾病,而本章将只着眼在成人精神障碍的音乐治疗,如:精神分裂症、心境障碍、神经症性障碍、应激相关障碍、人格障碍等。儿童、老年、物质依赖性以及器质性精神障碍有其自身鲜明的特点,并广泛分布在精神科、特教学校、养老院、老年科、戒毒所、康复科或神经内科等,其音乐治疗的方式与成人常见精神障碍有较大差异,因此这些人群将部分在本书的其他章节中介绍。

5.1.2　精神障碍的常规治疗

精神障碍的常规治疗通常有药物治疗、心理治疗、物理治疗与精神康复治疗[2]。

5.1.2.1　药物治疗

早在 20 世纪初,精神障碍还没有什么好的治疗办法,精神病院只能把急性发作的患者捆绑起来。铁栏栅、手脚镣和嘶孔的患者,这种"疯人院"的画面至今仍存在于近现代的影视作品里。20 世纪中期以来,精神障碍的药物治疗得到了长足的进展,使大量患者控制了症状,减轻了痛苦,回归了社会。但是药物治疗存在局限性,如对阴性症状和认知缺陷效果不佳、副作用明显、难以根治等。精神障碍的药物按临床作用特点分为抗精神病药、抗抑郁药、心境稳定剂或抗躁狂药、抗焦虑药、精神振奋药和改善认知药等。

5.1.2.2　心理治疗

心理治疗是治疗师通过建立与来访者的治疗关系,以各种心理治疗方法技术为基础,用沟通或互动的形式来治疗精神障碍、疏导不良情绪、改变异常行为、提升应对技巧、促进社会适应和人格成长等。常用方法有:认知行为治疗、精神分析、个人中心治疗、家庭治疗、森田疗法、自杀危机干预、艺术治疗等。

5.1.2.3　物理治疗

精神障碍的物理治疗,主要包括电抽搐治疗、经颅磁刺激治疗、迷走神经刺激治疗、深部脑刺激治疗等,通常不能单一应用,应与其他治疗进行有机结合。

5.1.2.4　精神康复治疗

精神康复治疗是通过各种康复的方法和手段,对患者进行功能训练,包括心理、躯体、语言交流、职业、社会等方面,使患者在心理、生理和社会上实现全面整体的康复,从而更好地回归社会。康复不仅存在医院中,还延伸到了社区和家庭中,预防复发也属于重要内容。常见的精神康复治疗有职业康复、运动治疗、农业疗法、作业治疗、生活/社交技能训练、艺术治疗等。

5.2　精神障碍音乐治疗的现状

精神障碍音乐治疗始于 19 世纪的美国,最早应用于失眠症和情绪障碍。至二十世纪八九十年代时,精神障碍音乐治疗在国内外已有了较大进展。据

1996 年的一项调查报告显示,德国有 37% 的精神科以及心理诊所中使用了音乐治疗[3]。在我国的 20 世纪 80 年代末,北京回龙观医院也开始了精神障碍音乐治疗科研和临床的尝试。而在当时,音乐治疗仍受到精神健康领域的诸多质疑[4],主要原因在于专业从业人员少以及学术研究严重不足。从 1975—1995 年这 20 年间,《音乐治疗期刊》(Journal of music therapy)发表的文章中,精神障碍音乐治疗的文章少于 5%,其中高质量的定量研究更是寥寥无几[5]。

如今,音乐治疗已成为精神障碍的常规辅助治疗手段,越来越多的专职音乐治疗师受聘于国内外精神专科医院或心理机构。但是由于受到学科发展速度、学术研究水平、卫生体系认可度、岗位设置问题、供需信息不匹配、专业人才匮乏等因素制约,精神障碍音乐治疗的发展仍面临诸多困难与挑战。

5.2.1　精神分裂症的音乐治疗现状

精神分裂症是精神障碍音乐治疗中应用最多的疾病之一。据 2013 年的精神分裂症或分裂样疾病的音乐治疗的荟萃分析[6]显示(文献检索截止时间为 2011 年 12 月 31 日),仅有 8 篇随机对照研究通过了筛查而入选。而 2017 年更新的荟萃分析[7](文献检索截止时间为 2015 年 1 月 15 日)显示,短短几年之间增加了 10 篇合格的文献,共有 18 篇随机对照研究通过了筛查,涉及 1215 位被试。分析结果显示:中等至低质量的证据表明,音乐治疗作为常规治疗的辅助治疗手段,能改善精神分裂症及分裂样疾病的整体状态、精神症状(包括阴性症状和一般症状)、社会功能以及生活质量;不同研究的效果不一致,并取决于音乐治疗的疗程数量及质量。文章中还指出未来的研究方向是长程治疗的效果、剂量与反应的关系以及音乐治疗测量结果的相关性研究。

近年来,还出现了音乐治疗影响药物剂量的研究[8],结果显示音乐治疗降低抗精神病药剂量的作用明显。虽是尝试性小样本的研究,但也给临床及研究工作者提供了新的思路。

5.2.2　创伤后应激障碍的音乐治疗现状

创伤后应激障碍的音乐治疗也取得了非常好的效果。2017 年的系统综述通过回顾 25 篇符合要求的文献而得出结论[9]:音乐治疗可以作为创伤后应激障碍患者缓解症状和提高功能的有效治疗工具,但是更有力的实证研究还有待出现。并且,音乐治疗也许能鼓励那些对于寻求专业支持感到羞耻的个体,以及培养患者对于创伤的适应能力。

5.2.3　睡眠障碍的音乐治疗现状

睡眠障碍是精神障碍音乐治疗最早应用的病种,然而睡眠障碍音乐治疗的应用却没有想象中成熟。论其原因,音乐治疗改善各类人群睡眠质量的研究相对更多,如老年人、癌症患者、孕妇、学生等,而真正针对诊断过的睡眠障碍的临床和研究较少。其次,由医护人员操作的音乐与医学研究较多,音乐治疗的研究较少。2014 年的关于睡眠障碍的音乐与医学的荟萃分析[10]虽然使用了"music therapy"这个词,但是并没有对音乐治疗进行界定,操作人员大部分是医护人员,因此笔者将其归入音乐与医学的范畴。通过筛查的随机对照研究共 10 篇,涉及 557 名被试,分析结果指出:音乐干预可有效治疗急慢性睡眠障碍,它成本低且安全,可用于改善不同年龄和文化背景的不同人群的睡眠质量。研究还发现音乐治疗显示出对慢性睡眠障碍的累积剂量效应。

5.2.4　心境障碍的音乐治疗现状

心境障碍的音乐治疗中,抑郁症的临床应用和研究相对较多。据 2017年关于抑郁症音乐治疗的荟萃分析[11](文献检索截止日期是 2016 年 9 月7 日)所示,有九篇随机对照研究通过筛查入选,411 人纳入分析。结果显示:与常规治疗单独使用相比,常规治疗合并音乐治疗可为抑郁症患者提供短期有益的效果,包括改善临床医生评估的以及患者报告的主客观抑郁症状、焦虑症状,以及提升患者的功能状态。文章还指出,目前不能确定音乐治疗比其他心理治疗更有优势,也不能确定哪种音乐治疗方法比另一种效果更好。

心境障碍中的其他疾病,如恶劣心境、环性心境、躁狂发作和双相情感障碍等疾病仅有少量个案、准实验以及质性研究报告,未来仍呼唤更多的临床应用与研究出现。

5.2.5　其他精神障碍的音乐治疗现状

音乐治疗缓解各类人群焦虑情绪的报道很多,但真正针对焦虑障碍的却不多。焦虑障碍的音乐治疗目前还没有找到荟萃分析或系统综述,但是有一些广泛性焦虑障碍、强迫障碍、特定性焦虑如舞台焦虑、齿科焦虑等的个案或准实验研究报告。

此外,进食障碍、躯体形式障碍、分离转换障碍、人格障碍以及围生期精神障碍等的音乐治疗也都有少数个案或方法论研究。

5.3　精神障碍音乐治疗的实施

5.3.1　治疗设置

5.3.1.1　形式和场地

音乐治疗可以是个体或者团体的形式,团体以 6~12 人为最佳。

个体治疗室:面积要求在 $10m^2$ 左右,光线充足,装修风格柔和,干净整洁,配备沙发、茶几、音响、耳机、少量伴奏及打击乐器等。

团体治疗室:面积要求在 $30~50m^2$ 左右,音乐设备更为齐全,包括音响与音乐播放器;录音设备;钢琴或电钢琴、吉他等伴奏乐器;手鼓、堂鼓、军鼓、非洲鼓等;奥尔夫打击乐器,如双响筒、响铃、三角铁、碰钟、沙锤、木琴、钢片琴等;歌谱、谱架、白板、纸笔以及座椅若干。

5.3.1.2　层次与理论取向

根据治疗人群和目标的差异,音乐治疗干预的层次不同[12],由浅入深依次为支持性、再教育和重构性层次。支持性层次通过音乐活动本身达到治疗目标,强调此时刻的体验和表达,并不深入分析,对于积极健康的行为进行支持和促进。再教育层次中的音乐体验是为了表达感受和想法,以及引发内省而设计,在音乐活动以外常有语言分析和讨论。重构性层次通过音乐体验引发无意识的矛盾,并经历顿悟、深度的恐惧和冲突来重组人格。

根据治疗师的学习背景、治疗人群和目标的差异,音乐治疗的干预可以在不同的理论取向下工作,如认知行为取向、心理动力取向、人本取向等。

5.3.1.3　对象与频次

在笔者所在的精神心理专科医院,针对不同患者,音乐治疗的形式和频次有所不同。

封闭病房的患者以精神分裂症、心境障碍等为主,其中长期反复住院和衰退期的患者较多,治疗需要接送。这类患者通过风险评估和双向选择后,参加团体音乐治疗,频次通常是每周 5 次,每次 1.5 小时左右,治疗层次以支持性为主。

开放病房和日间、周间康复病房的患者以神经症性障碍、心境障碍、康复期精神分裂症为主,严重程度和社会功能与封闭病房患者相较更好,主要参加团体音乐治疗,部分接受个体治疗,频次通常是每周 1~2 次,每次 1 小时左右,治疗层次以支持性和再教育性为主。

5.3.2　治疗目标

5.3.2.1　重性、急性期精神障碍

严重人格解体、应激导致的精神崩溃、过度焦虑或恐惧、精神分裂症的急性发作期的音乐治疗以支持性层次为主,主要目标有:

（1）支持和缓解情绪,稳定情绪状态;

（2）促进现实检验,转移对症状的关注;

（3）支持和促进健康的行为和思想;

（4）稳定的活动结构保证参与的成功等。

5.3.2.2　缓解期精神分裂症

精神分裂症的音乐治疗通常在支持性层次,状态良好的康复期患者可以达到再教育性的层次,主要音乐治疗目标有:

（1）阴性症状:增加情绪体验,促进表达与交流,提高兴趣,增强意志活动;

（2）认知缺陷:改善注意力、反应时间、执行功能、记忆、感觉运动协调等;

（3）残留阳性症状:促进现实检验,增加对疾病的自知力,促进不良行为改变;

（4）其他:现实定向、社会功能、生活质量、病耻感、自尊等。

5.3.2.3　其他成人精神障碍

神经症性障碍、应激相关障碍、心境障碍、物质依赖性障碍、人格障碍等的音乐治疗往往能达到再教育性、重构性层次,主要的音乐治疗目标如下:

（1）改善、稳定情绪状态,情绪宣泄、体验与表达,身心放松;

（2）转移对强迫、焦虑等神经症性症状的关注;

（3）促进对自身问题的了解,增加对于行为的觉察力;

（4）挖掘积极资源和能量,提高自信、自我悦纳度;

（5）更客观地看待他人,促进社会交往;

（6）创伤修复,无意识矛盾的定位、解决等。

5.3.3　治疗关系

治疗关系在成人精神障碍的音乐治疗中占有非常重要的位置,相对于方法技术,治疗关系也对效果贡献了相当的作用,这与该类疾病的特点有关。这种治疗关系通常是在音乐体验的基础之上建立和发展起来的,富有心理动力性,存在于治疗师、治疗对象和音乐体验三者之间,常常具有发现问题、推动治疗发展等作用。

5.3.3.1　治疗关系的初始

从来访者开始选择音乐治疗时,治疗关系就已经开始了。来访者会带着各种期待和想法来到音乐治疗室,比如:音乐能让人开心,开心了病就好了;治疗师要给我演奏些什么曲子呢;音乐治疗应该和心理治疗差不多,但是音乐更有美感;治疗师看起来很和善;我很喜欢音乐,想试试音乐治疗;音乐治疗的形式似乎更安全一些,应该不用总是让我说话……

来访者对于音乐治疗和治疗师会有一些虚幻或现实的期待,也会有一些困惑。了解这些期待,了解他们心目中的音乐治疗是什么样的非常重要。音乐治疗师也需要向来访者介绍音乐治疗,解释他们的困惑,共同商定治疗目标,这些才能够更好地形成治疗联盟,同时帮助来访者形成更合理的期待。

5.3.3.2　来访者与治疗师的音乐语言

每位来访者的音乐表达都是独特的,其选择的乐器、乐曲和演奏模式往往能透露出心理意义。来访者的音乐表达不仅受到其音乐经历、文化背景以及心理状态的影响,也会受到治疗师音乐处理方式的影响。

每位治疗师的音乐表达也是独特的,这与其音乐经历、对音乐的认识和感受以及治疗经验密不可分,刚毕业的治疗师会更学术和生涩一些,而有经验的治疗师往往在实践中不断发展和精炼出了自己的音乐体系。

治疗师自如、舒适的音乐表达,可以为来访者创造自由表达和探索的空间。这种音乐表达不仅仅是指演奏或演唱,也包含了在音乐中的感受、对音乐的态度、聆听的状态、对乐器象征意义的了解程度、对来访者音乐表达的敏锐程度、与来访者音乐互动时的心理过程等。这种治疗师的音乐语言就如同治疗师的形象、气质、言语一样,成为治疗关系中,来访者可信赖可识别的,甚至移情的存在。

5.3.3.3　治疗关系的内涵

音乐治疗的治疗关系中很多内容与心理治疗类似,比如尊重、倾听、容纳、共情、支持、接纳、分享、促进、阐释、反馈等,但音乐治疗的治疗关系的呈现形式更为丰富,通常以音乐的形式为主,结合言语的、肢体的形式。

在音乐治疗中,音乐表达是首要的,但依然可以有言语的表达。音乐体验能帮助来访者释放情绪,唤醒无意识的矛盾,促进顿悟,而辅助的言语讨论也有助于将潜意识的内容上升到意识层面,增加自我了解,有利于矛盾解决或创伤恢复。

5.3.4　治疗方法

成人精神障碍音乐治疗常用的音乐体验有聆听体验、再创造体验、即兴演奏体验和音乐创作体验。每一种体验又细分为多种方法技术。总结之前的研究文献,精神障碍音乐治疗中最常见的方法技术有歌曲创作、歌词分析、打击乐与节奏、即兴演奏、音乐学习、吉他、钢琴或嗓音类技术等。在此,笔者不再赘述具体内容,而是按临床经验总结出几点。

5.3.4.1　围绕音乐资源的复合音乐体验

在临床中,一些长期或反复住院的患者往往衰退严重、认知功能下降、情感淡漠、参与兴趣缺乏、自知力不全且求治欲低下,因此发掘参与兴趣和音乐资源非常重要。比如某些歌曲对于患者来说,就是一种良好的音乐资源,围绕这些歌曲的活动往往能激发参与兴趣,联系现实,例如:同一首歌曲的合唱、合奏、讨论、填词与情景剧等。利用相同的音乐资源,实施复合性音乐体验,效果往往优于单一方法。

5.3.4.2　精神康复模式下的音乐体验

精神康复治疗通常在病情稳定后介入,着眼点在于各方面功能是否恢复到回归社会的水平,通常在支持性的心理层次工作。精神康复模式下的音乐体验有:合唱、积极聆听、节奏与打击乐、音乐游戏、身势练习、音乐感知觉训练、奥尔夫、即兴演奏等。

5.3.4.3　心理治疗模式下的音乐体验

相对于精神康复治疗,心理治疗更多更早地参与了症状学目标的改善。音乐心理治疗常见的音乐体验有歌曲讨论、歌曲创作、聆听投射、即兴演奏、分析性音乐治疗、音乐心理剧、音乐想象、音乐引导想象、音乐系统脱敏等。

5.3.4.4　与其他艺术相结合的音乐体验

可以将音乐作为思想、情感等心理体验的激发者,用其他艺术形式来表达,如听音乐绘画、造型、舞动、运动、写诗、写文章等,亦可以是音乐作为其他艺术治疗的组成部分。表达性艺术治疗在精神病院是非常常见的治疗方式,音乐在其中也可以扮演非常重要的角色,音乐治疗师更可以运用自身的技术优势将音乐的作用尽可能发挥出来。

5.3.5　临床应用

成人精神障碍的音乐治疗的具体临床应用(表5-2),取决于患者的基本情况、所患病种和症状、患者的自我管理水平、音乐经验、音乐治疗在整体治疗中的地位、音乐治疗的治疗目标等,音乐治疗师会根据以上情况选择适宜的理论取向、方法技术和治疗层次,以达成治疗目标的改善。

表 5-2　治疗层次与临床应用

治疗层次 应用因素	支持性的 音乐治疗	再教育性的 音乐治疗	重构性的 音乐治疗
患者自我管理水平[13]	差,处于无序、混乱、妄想状态	中等,处于迷茫或压力的状态	较好,轻度压力状态或自我管理完善
适宜的疾病	精神分裂症;躁狂发作、抑郁发作、严重人格解体等急性、重性精神行为障碍	神经症性障碍、应激相关障碍、心境障碍、物质依赖性障碍、人格障碍等	心境障碍、焦虑症、人格障碍、应激相关障碍、心理问题等
常用取向	行为主义、生物医学	行为认知主义、认知主义、心理动力取向	人本主义、心理动力取向
常用治疗目标	现实定向、转移对病态的关注、稳定情绪等	应对技巧提升、认知行为改变、情绪体验与表达、促进自我认知等	自我认知与成长,创伤修复等
常用的音乐体验	节奏与打击乐、合唱、奥尔夫、音乐感知觉训练等	即兴演奏、歌曲讨论、音乐想象、音乐创作、聆听投射等	音乐引导想象、即兴演奏、分析性音乐治疗等

5.4　焦虑障碍的音乐治疗案例

5.4.1　治疗前期准备

5.4.1.1　转介

来访者因"焦虑性状态"入院,担心副作用,只愿意接受非药物治疗,入院第三天参加了一次团体音乐治疗,觉得音乐想象可能有用,遂与音乐治疗师、主治医生进行沟通,要求接受个体音乐治疗。

5.4.1.2　资料搜集

1. 成长史　小庄,男,24 岁,汉族,生于并久居本地,母孕期正常,足月生产,婴幼儿发育与同龄人无异。小庄自幼父亲严苛,母亲溺爱,6 岁上学,成绩一般,1 年前大学毕业就职教师,能胜任。他人际关系一般,有知心朋友,未婚未育,恋爱中,有较多恋爱史。小庄目前与父母同住,与父关系不佳,与母尚可。

2. 简要病史　主诉:缓起广泛性易紧张伴手脚不自主摇动、出汗、面红等

5年,加重伴夜眠差、注意力下降6个月。

小庄5年前考入大学后与室友们关系欠佳,既想强势又有讨好行为,后发展到看到室友们就紧张,跟其他同学交往也不自然,在考试、走路、甚至公共场合也出现了无法控制的紧张、心跳快、面红。3年前他于某精神专科医院被诊断为"焦虑性神经症",一周后自行停药,工作后半年,即6月前症状莫名加重,担心不够强会被看不起,担心路人看自己,时不时出现手脚摇动、出汗脸红、心跳快、手脚冰凉、夜眠差,勉强坚持工作,常和家人吵架。他对疾病有一定自知力,求治欲较强,担心副作用不想吃药,可以接受非药物治疗。

3. 入院检查　体格检查正常,知情意协调一致,焦虑状态,双脚不自主地摇动。

心理测查:明尼苏达多项人格测验:心理状态处于边缘或轻度异常,有中度的神经质,有焦虑、恐惧或疑病倾向。SCL—90:178分,躯体化、人际关系、焦虑、强迫因子均高于正常。韦氏记忆量表:优秀。韦氏智力量表:正常。威斯康星卡片:认知功能良好。眼动检查:凝视点正常,反应探索分基本正常。汉密尔顿焦虑量表:25分。多导睡眠图测查:轻度入睡困难,睡眠效率轻度下降。

4. 诊断　广泛性焦虑障碍。

5.4.1.3　初次访谈

小庄独自就诊,衣着整洁,疲倦容,焦虑状态,右脚不自主地摇动,时而深呼吸、叹气,意识清晰,定向完整,交谈切题,逻辑思维正常,知情意协调一致,诉夜眠差,常在各种场所觉得紧张,反复强调不够强会被看不起,常回想过往不快小事,自知力存在,有较强求治欲,主动住院但拒绝药物治疗,对音乐治疗有期待。

5.4.1.4　初评估

(1) 音乐偏好与经历:他小时候学过一点小号,参加过校合唱团,喜欢K歌和走路听歌,喜欢流行音乐、钢琴、吉他,偶尔听演唱会或音乐会,认为音乐可以放松身心、宣泄情感、能缓解他的焦虑。他参加过一次团体音乐治疗,觉得音乐想象可能有用。

(2) 音乐治疗的评估:①演唱:非常投入,肢体有律动,中途还拿花献给治疗师;②音乐素养:节奏感和音准较好,能复述简单旋律,会简谱;③音乐聆听:能描述音乐的情绪、感受及意象;④即兴演奏:尝试了多种乐器,喜欢非洲鼓,沉浸在自身演奏中,偶尔能与治疗师互动。

(3) 评估结论:音乐素养处于中等水平,音乐情绪感受能力较强,音乐意象较为丰富;有较强的交流、表达、学习、组织等能力;有一定的表演性和自我关注。

5.4.2　治疗计划制定

音乐治疗师向小庄介绍了音乐治疗,解答了疑问,并共同确定了治疗目标和方案。

长期目标:提高自信,学会自我情绪管理,提高处理人际关系和社会适应的能力,促进自我认知与成长。

短期目标:建立治疗关系,缓解焦虑,改善睡眠,挖掘积极能量,提高自我认知,提高自我悦纳度。

治疗计划:前期运用行为取向的音乐系统脱敏、音乐放松来缓解焦虑;状态稳定后加入人本取向的音乐想象来促进自我认知与成长。

治疗频次:每周 2 次,每次 1 小时。

治疗层次:因其拒绝药物治疗,音乐治疗干预水平较高,涉及支持性、再教育性及重构性的不同治疗层次。

5.4.3　治疗干预实施

该案例是在某三甲精神专科医院开展的,每周 2 次,持续 7 周,共 14 次。

5.4.3.1　建立关系阶段

本阶段为治疗的第 1 次,包括建立治疗关系,以及访谈、评估。

5.4.3.2　症状缓解阶段

1. 目标　促进治疗关系,缓解焦虑状态,改善睡眠

2. 治疗过程

【第 2 次治疗】

①治疗前谈话:与来访者小庄讨论了近期状态,他表示对音乐治疗非常期待。②音乐放松技术的选择:小庄焦虑状态较重,病程长,在音乐肌肉渐进放松中无法放松,时不时内心烦躁。通过尝试,他接受了音乐想象介导的放松辅以音乐振动治疗。想象的主题由来访者决定:日落的海滩,而音乐振动治疗则将放松音乐中的低频部分转化为同步振动,可加强放松效果,他表示能放松下来,很舒适。

【第 3~4 次治疗】

①治疗前谈话:治疗师从主治医生处了解到小庄认为音乐治疗有效,睡眠和焦虑有改善,因此向他求证。他表示私下也用音乐想象,对睡眠有帮助。以

上显示出他非常强的学习和应用能力。②音乐系统脱敏：以行为主义中"交互抑制"为基础，程序包括音乐想象介导的放松、建构焦虑等级和脱敏训练。通过访谈，将焦虑场景分为八个等级，由低到高为公共场合、走路、坐地铁、与陌生人相处、工作、考试或比赛、大学同学会、与大学室友独处。小庄对效果表示肯定，在训练中前两个等级不太紧张了，但担心现实生活中还是紧张，希望更深入治疗，治疗师给予倾听和支持。

3. 阶段总结　本阶段通过多种尝试，为小庄选出了适宜的放松技术，取得了良好的效果，并超过预期地在较短的时间内起效，加上他自我探索的愿意比较强烈，因此接下来在稳定其状态的同时，开始逐渐加深治疗层次。

5.4.3.3　自我探索阶段

1. 目标　继续改善焦虑和睡眠，挖掘积极能量，促进自我认知
2. 治疗过程

【第5次治疗】

①治疗前谈话：小庄表示在街道上走路，不戴帽子也不太紧张了。②音乐系统脱敏：他在前4个等级的紧张在想象中有缓解。③音乐想象：治疗以人本主义为取向，主题为来访者的积极资源、当下的状态或想要探索的问题，在进行3~5分钟的放松后，治疗师播放有助于主题探索的音乐，通过引导语促进和稳定来访者的音乐联想，并让其将联想延续在画纸上，为画取名字。最后通过讨论，促进来访者意象与现实、自身的联系，从而达到潜能发掘、自我认知、顿悟、高峰体验与治疗性的改变。

初次想象，治疗师引导小庄想象一个安全的场景，他想到了一个宁静的湖边，有天鹅、小木屋、铁栅栏和森林。讨论时，他说这里可以打猎，铁栅栏可以防野兽，森林漆黑看不清。以上可以看出他存在积极资源，缺少安全感以及又想打猎又害怕野兽的矛盾心理，但从人本角度，治疗师未做分析，而是引导其将想象中的感受与现实联系，他表示自己比较好强，但也有柔弱的一面。

【第6次治疗】

①治疗前谈话：小庄表示焦虑和睡眠状态明显改善，希望治疗能更深入。治疗师表示治疗层次需要循序渐进，才能既安全又有效果。②音乐系统脱敏：他表示一到最后一个等级时就心情不太好。③音乐想象：小庄出现了亲密关系的意象：和女性牵手漫步、交谈、亲吻等场景。在讨论中，他担心治疗师的评价而有所回避。在治疗师表明会无条件接纳他的所有想法，并鼓励他真实地面对感受后，他最终坦诚女性是音乐治疗师，也许是喜欢，也许是感激和依

赖,并担心治疗师会讨厌他。鉴于治疗关系比较稳固,治疗师认为这是一个好的处理移情的时机。④移情处理:治疗师对小庄面对和表达真实感受予以充分肯定和支持,之后讨论感受并适当地自我坦露,以及间接地澄清和界定,试图将其关注引向自身体会,然后继续利用音乐想象进行移情处理,让其仔细体会亲密感受,在音乐的支持和推动下,他被压抑的情绪得以释放,出现了顿悟。他描述意象中两人漫步之时,他随心所欲地表达,对方积极地聆听、微笑。他突然意识到,能够真实自由地表达,有一个愿意聆听和无条件接纳他的人,才是美好状态的核心,这些年他不认可自己,一直活在压抑和表演中。通过移情处理,来访者对于人际关系和自身问题有了更深入的认知。

【第7~10次治疗】

①治疗前谈话:小庄表示坐地铁不太紧张,但不喜欢别人看自己。②音乐系统脱敏:他表示能放松,但是想到最后一个等级就不舒服。③音乐想象:第 7 次治疗的音乐想象是花园,中间有一棵松树,显得不协调。小庄表示树本身很有力量,但长错了地方,有点像自己。第 8 次治疗的音乐想象是空旷的教室,墙上有一幅看不清的画,阳光斜晒进来很安静。第 9 次治疗,他要求使用相同的音乐回到上次画面看清楚墙上的画,后来发现是自己带的班级参加比赛时得奖后的合影,讨论时表示喜欢赢的感觉,喜欢能感到自信的事情。第 10 治疗,梳理了之前的几次音乐想象。

3. 阶段总结　小庄能将想象中的感受与自身实际进行对接,自我认知逐渐加深,开始认知到自己的问题,而不是找他人原因,如性格中有矛盾成分,不够自信和真实,在人际中格格不入等,开始意识到无意识中的渴望和矛盾,也发现了自己的能量。他关于"变得更强"才能解决问题、缓解焦虑的观念依然存在,但已有松动。本阶段有一次成功的移情处理,之后来他于治疗师的移情渐渐回归,成为正性的支持力量,治疗效率也有所增加。

5.4.3.4　顿悟与结束阶段

1. 目标　继续稳定情绪,挖掘积极能量,促进自我认知,提高自我悦纳度
2. 治疗过程

【第11次治疗】

①治疗前谈话:小庄表示状态稳定,睡眠好,日常焦虑不明显。②音乐系统脱敏:他表示全程都没有不适。③音乐想象:意象为一个人隔着河远远地看着对岸,对岸有一轮太阳,一个人牵着小孩,主题为遥望。他表示想象中的人是自己,对岸是父亲牵着小时候的自己,自己不喜欢父亲,遥望着父亲既孤独

却又渴望,本以为对父亲没什么感情,但这次想象带来了很大的触动,觉得内心深处还是渴望父亲爱自己,认可自己。

【第 12 次治疗】

①治疗前谈话:小庄表示与父母亲进行了几次长谈,觉得自己也有不对的地方,总是故意挑战父母的底线。治疗师予以倾听、共情与反馈。②音乐想象:意象为治疗师弹琴,他和女友在跳舞,不少人随意坐着聊天,也有不少在看他们跳舞,非常和谐。后来画面改变,只剩下他一个人跳舞,似乎忘记了周围一切,樱花花瓣飞舞,自己甚至飞了起来。来访者略显激动,表示非常自在超脱,难以形容,觉得此时此刻很有力量,有冲动要好好地去体验新的生活。从描述来看,他似乎经历了一个高峰体验。治疗师让他仔细体会和记住这种感受,同时与现实对接。他表示这与努力有回报时的感受类似,但更强烈,是一种能量,以后要在生活中去寻找和创造。

【第 13~14 次治疗】

第 13、14 次治疗,短期目标已见成效,加上小庄因工作原因要求出院,因此以展示所有绘画的方式进行全程回顾与梳理,以及最后一次音乐想象与讨论。小庄谈了治疗的感受和收获。治疗师表示祝贺,并鼓励其在生活中继续成长,适当复诊。

3. 阶段总结　小庄性格好强、自卑,处理人际、亲密关系的态度矛盾,而人际因素亦是本次发病的诱因,这存在人格基础,与早年家庭关系、教养方式有关。这一阶段,他的自我探索涉及了以上较核心的问题,并能与父母深谈,这有利于其病情康复,但治疗时间较短而他因为工作原因需要出院,因此未来还需要更多的成长。这一阶段他还出现了一次自我能量体现的高峰体验,其状态较前更为开放、自信和自我接纳。

5.4.4　治疗效果评价

前后量表参数的对照:汉密尔顿焦虑量表:13 分,提示焦虑症状不明显或可疑。前后变化显示焦虑状态的改善。

治疗师的评价:来访者的焦虑状态、睡眠质量均有较大改善,并开始自我认知与接纳,踏上了自我成长的道路。

其他相关专业人员评价:主治医生认为来访者对音乐治疗比较敏感,起效快,短期效果好,但长期效果有待观察。

来访者自己的评价:我觉得好多了,偶尔上街还有些焦虑,但我会继续调整的。我很庆幸走上了成长的道路,发现了性格中的不同成分,无论是争强好胜,还是温柔小孩的一面,都是真实的自己,在和我父母的关系上还有值得成长的地方,出院后还会时常来复诊的。

5.4.5 治疗结束 / 总结

本节是一例焦虑障碍的个体音乐治疗报告,非常难得,因为精神行为障碍通常以药物治疗为主,音乐治疗处在辅助水平。而本例来访者拒绝药物治疗,因此音乐治疗在整体治疗中占有最大比重,能更单纯地反映音乐治疗的实际效果。

来访者起效快,仅一次治疗就显效,7 周康复出院重返工作岗位,治疗师也对此也有疑虑,分析原因可能有:首先,他日常和音乐关系密切,对音乐治疗敏感,求治欲强,学习能力强能将治疗心得转化到日常运用,并有一定的心理学思维和自我认知的能力;其次,这也显示出音乐治疗相对于言语类心理治疗的优势,如阻抗低、起效快、效率高、非侵入性、方式灵活、体验舒适、审美性、日常延续性等。治疗师于 3 年后在门诊偶遇来访者,其表示出院后于主治医生处门诊随访过几次,状态稳定,并无特殊。

5.5 精神分裂症的音乐治疗案例

5.5.1 治疗前期准备

5.5.1.1 转介

在笔者所在的精神专科医院,音乐治疗属于常规辅助治疗,凡经主治医生、音乐治疗师评估通过的患者可参加半开放式的团体音乐治疗,月初报名,月末总结。

5.5.1.2 资料搜集

（1）基本信息（表 5-3）:

表 5-3 团体成员基本信息

项目	性别	年龄	婚姻	职业	分型	教育	总病程
老原	男	52	已婚	商人	偏执型	本科	8 年
老李	男	49	未婚	工人	偏执型	高中	12 年
阿贵	男	50	未婚	无业	偏执型	小学	22 年
阿静	女	38	离异	工人	偏执型	本科	10 年

续表

项目	性别	年龄	婚姻	职业	分型	教育	总病程
孙一	男	28	未婚	技术人员	未分化型	硕士	2 年
小燕	女	32	未婚	无业	未分化型	高中	10 年
阿亮	男	21	未婚	学生	未分化型	本科在读	<0.5 年
老王	男	59	离婚	工人	偏执型	高中	12 年

（2）现阶段状况：成员病情稳定，处在康复期，少数有自语、幻听、妄想等残留阳性症状。大部分成员定向完整，自知力部分存在，没有明显求治欲。病程较长者有不同程度衰退，阴性症状显著，如：兴趣下降、愉悦感减退、情感淡漠、言语减少、社会能力下降、意志减退等。部分患者存在认知缺陷，如注意力不集中、记忆力减退、执行功能弱、反应时间延长、学习能力差等。

5.5.1.3　初次访谈

阿贵认知缺陷显著，时间定向差，有自语、思维混乱等残留阳性症状。阿亮有幻听，阿静有自语的阳性症状，其余成员阳性症状不明显。老李、阿静、老王存在一定程度的认知缺陷。除阿亮外，成员均有不同程度衰退，其中老李、阿静、小燕阴性症状明显。大部分成员存在部分自知，除老原和孙一外没有求治欲。

5.5.1.4　初评估

（1）阴性症状与认知功能：阴性症状采用阴性症状量表（SANS）进行测评，认知功能采用重复性神经心理状态测验（RBANS）进行电脑化测评（表 5-4）。

表 5-4　团体成员 SANS 和 RBANS 评分

成员 \ 评分维度	情感平淡或迟钝总评	思维缺乏总评	意志缺乏总评	兴趣 / 社交缺乏总评	注意障碍总评	RBANS
老原	2	2	1	0	1	88
老李	3	3	3	3	2	83
阿贵	4	9	9	9	4	53
阿静	3	2	3	3	3	78
孙一	1	2	3	3	1	94
小燕	3	4	3	2	1	72
阿亮	0	0	1	2	0	116
老王	2	3	3	2	1	89

（2）音乐偏好与经历：①音乐偏好：都喜欢年轻时的通俗音乐、钢琴和吉他，老李喜欢小提琴，老原喜欢《上海滩》，阿静喜欢《十年》，孙一喜欢《大海》，阿亮喜欢韩国的郑秀晶，老王喜欢红楼梦配乐、二胡。②音乐经历：老李学过小提琴，老王参加过合唱团，孙一短学过小号，阿亮喜欢 K 歌。老李和老王会听演唱会或音乐会，孙一和阿亮喜欢走路听音乐。③音乐在生活中的地位：小燕和阿贵难以理解这个问题。其余人均认可音乐有放松身心，宣泄情感和娱乐审美的作用。④是否接受过音乐治疗：老原和老王曾经参加过团体音乐治疗，觉得喜欢，但难以描述收获。

（3）音乐治疗的评估：通过演唱、聆听、即兴演奏等进行评估，结论如下：

大部分成员音乐素养处在中等水平，小燕很差，老李会五线谱；孙一和老王的音乐情绪感受能力较强；即兴演奏时，大家都沉浸在自己的演奏中，较少关注其他人，老原和阿亮选择了非洲鼓，老李选择了小提琴，孙一和阿贵选择了铃鼓，小燕选了三角铁，阿静选了沙锤；老原、孙一、阿亮和老王在交流、认知、情绪、组织、社会能力方面相对较好，阿贵和小燕较差（表 5-5）。

表 5-5　治疗师自编行为观察量表评分（分数越高，能力越强）

成员＼评分维度	交流能力	认知功能	情绪	组织能力	社会能力	音乐能力
老原	3	2	2	3	3	2
老李	1	2	1	1	1	3
阿贵	0	0	0	0	1	1
阿静	1	1	1	1	1	1
孙一	3	3	3	3	3	2
小燕	1	1	1	2	1	1
阿亮	3	3	3	2	2	2
老王	2	3	2	1	2	3

5.5.2　治疗计划制定

由于大部分成员没有明显的求治欲，治疗师根据各项评估结果，制定了音乐治疗的治疗目标和方案。

长期团体目标：改善阴性症状，转移对阳性症状的关注，改善认知功能，改善行为能力，提高社会功能，最终实现康复回归社会。

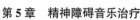

短期团体目标:建立治疗关系,提高参与度,促进现实检验,情绪体验与表达,增加交流与互动,提升意志活动。

治疗计划:第一周,评估与建立关系;第二周,资源挖掘与促进情感体验;第三周,提高表达与社会能力;第四周:意志活动提升。

方法技术:合唱、舞动、即兴演奏、歌曲创作等。

治疗频次:按本院的设置,治疗阶段为一个月,每周 5 次,每次 1.5 小时。

治疗层次:以支持性层次为主,偶有再教育性层次。

理论取向:行为 – 认知主义。

5.5.3　治疗干预实施

该案例是在某三甲精神心理专科医院开展的,每周 5 次,持续 4 周,共 20 次。

【第 1 周　评估与建立关系阶段】

1. **团体目标**　建立治疗关系;评估;到本周末所有人都能参与,至少有被动性交流,3 人有主动交流;促进现实检验,转移对阳性症状的关注。

2. **个体目标**　有阳性症状的 3 人超过 50% 的参与。

3. **治疗过程**

周一:相互介绍 + 音乐治疗的评估。

周二:姓名声势节奏。治疗师组织成员围坐成圈,用声音和肢体节奏的配合来介绍自己的名字,并尝试记住团体中其他成员的名字。

周三:音乐信息搜集。治疗师组织成员匿名在卡片上回答问题,如:喜欢的歌手、歌曲、乐器、音乐形式、音乐经历等,之后随机抽取卡片,并找到对应的人,根据印象以及音乐信息线索,给对方取艺名,并在团体中分享。过程中大家逐渐加深印象,最后治疗师回收卡片作为评估材料。

周四:集体创作室歌。团体内讨论对音乐治疗的期待,集体选择一首歌曲,将讨论的内容填入其中,作为音乐治疗室室歌。最终歌名为《让我们在一起》,合唱结束。

周五:周末演唱会。

4. **一周总结**　基本完成治疗目标,所有成员都不同程度地参与了治疗。其中阿静和小燕的反应较慢,阿静注意力不太集中,有自语但能参与。大部分成员交流比较被动,阿亮、孙一和老原能与他人主动接触与互动,老李几乎没有任何交流。阿贵经常会站起来,经过提醒后会回原位,能小部分地参与治疗,没有达到目标预期。

【第 2 周 资源挖掘和情感体验阶段】

1. **团体目标** 挖掘音乐、情感及积极资源;改善阴性症状:到周末至少 4 人能有情感体验,如喜恶、审美,或喜怒哀乐等情绪体验;继续促进现实检验;到周末至少 5 人能有主动性的交流。

2. **个体目标** 提升阿贵的现实定向,超过 50% 的参与;提升阿静、小燕、阿亮的注意力,90% 以上的参与;促进老李的交流与表达,到周末至少有被动交流。

3. 治疗过程

周一、二:歌曲讨论。治疗师组织成员依次分享、聆听、介绍喜欢的歌曲,讲述情绪、感受、与自身的联系并接受其他成员的反馈。集体浅层次讨论,总结出成员与歌曲的联系:旋律优美动听让人舒适;歌词能引发共鸣;情感抒发;符合当下的状态;与性格相关;引发美好的回忆;寄托了听者的希望;受到启发或激励;节奏鲜明激发活力;喜欢歌手的气质;受到亲朋的影响等。

周三:合唱与伴奏。选择之前活动中较有共鸣的《隐形的翅膀》,治疗师钢琴伴奏,组织成员齐唱、男女分组唱、独唱等,并根据功能水平进一步分工,如指挥、朗诵、领唱、轮唱、和声、伴奏、舞动等。

周四:歌曲情景剧。治疗师组将功能高低的成员平均分配到 3 个组中,集体讨论昨日歌曲并进行现实联系,以组为单位在治疗师协助下编排歌曲情景剧,采用乐器、肢体以及声音、语言等各种方式。

周五:周末猜歌比赛。此外,本周治疗开始和结束时均有合唱室歌的环节。

4. **一周总结** 基本完成治疗目标,除阿贵外,其余 7 人能很好地参与活动和分享感受。阿贵起立次数仍不少,能达到 50% 的参与。孙一、老李以及阿静进步大,有主动的交流分享,音乐活动中的阿静的自语明显减少。老李会小提琴,希望能在团体中做些贡献,并开始保养小提琴,但交流仍偏少。小燕的状态仍被动,理解能力较弱,但能听从安排。老王和老原状态比较稳定,在团体中发挥着带领作用。阿亮各方面能力强,但是残留的阳性症状导致其偶尔会自笑和走神,参与音乐活动时有改善,如担任男领唱、节奏低音或乐句未摇铃等。

【第 3 周 提高表达与社会能力的阶段】

1. **团体目标** 到周末时至少 7 人能超过两种方式的主动性交流和表达,包括眼神、表情、肢体、音乐和语言;提高倾听、轮流、等待、应对等社会能力;继续促进情感体验,现实检验;提升认知功能:反应时间、注意力、记忆和感觉运动协调等。

2. 个体目标　提升阿贵的现实定向,超过 60% 的参与;提升阿静、小燕参与活动时的注意力,能有 95% 的参与。

3. 治疗过程

周一:即兴演奏,主题"模仿与传递"。第一次即兴演奏,治疗师让成员熟悉和学习用乐器来表达,首先让大家选择感兴趣的乐器,并研究乐器的发声,然后由治疗师尝试不同的演奏方式,让成员进行模仿与传递,感受强弱快慢以及不同音色带来的不同感受。然后让成员进行依次即兴演奏,其他成员进行模仿,最后讨论。

周二:即兴演奏,主题"聆听与配合"。第二次即兴演奏,治疗师组织成员选择主题,并进行即兴演奏。每次演奏完后,集体讨论以下问题:对谁的演奏感兴趣,配合了谁的演奏,是否沉浸在自己的演奏中等。之后,成员顺时针更换乐器,进行下一轮即兴演奏。

周三:即兴演奏,主题"表达情绪与共情"。第三次即兴演奏,治疗师组织成员体会当下的情绪,并即兴演奏出来,然后将成员两两分组,一人演奏情绪,表达感受,另一个也用即兴演奏的方式进行陪伴、共情或抚慰。每组完成后讨论。

周四、五:即兴舞动。治疗师准备了 8 首表现狮子不同状态的音乐,分别是:宣示主权,狮群抢食,紧张的追猎,愉快的嬉戏,战败受伤,夕阳下的静思,睡意蒙眬,沉睡。治疗师不向成员说明音乐的内容,将成员分成两组,每组轮流上场体会音乐的情绪与意境,并进行即兴舞动,要求组内成员可以用肢体、表情、声音的形式等互动,但不能用语言交流。舞动结束后,集体分享与讨论。

此外,本周治疗开始和结束时均有合唱室歌的环节。

4. 一周治疗总结　本周基本完成了治疗目标。阿贵由于认知缺陷和思维混乱,在非音乐活动时间仍有很多自语和起立的行为,而在音乐活动中这类行为明显下降,本周已经能 80% 的时间参与治疗。阿静、阿亮的注意力有改善,能参加全程与治疗。小燕和阿静仍比较被动,但面部表情和笑容增多,与他人交流增加。老李在这周进步非常大,音乐能力也开始显现,主动交流与表达增加。其他成员状态稳定,互动配合良好,交流表达顺畅,表达呈多样化。

【第4周　意志活动提升阶段】

1. 团体目标　提升意志活动,日常计划,对未来的期待等;团体关系的终止和疗效评价;月末至少有 4 名成员处于回归社会的准备状态。

2. 个体目标　提升阿贵的现实定向,超过 80% 的参与;提升阿静、小燕、老李的多样化交流。

3. 治疗过程

周一:即兴演奏,以"回顾与展望"为主题,并讨论。

周二:即兴演奏,以"近期计划"为主题,并讨论。

周三:歌曲合唱与讨论。以"未来与期待"为主题,合唱并讨论了《我的未来不是梦》《明天会更好》《从头再来》《我相信》等曲目。

周四:歌曲创作。整理了对未来的展望,填入自选歌曲中,如《祝你平安》《我相信》等。

周五:回顾、分享、祝福、道别,宣布本次团体治疗结束。此外,本周治疗开始和结束时均有合唱室歌的环节。

4. 月末总结　治疗目标基本完成。除阿贵以外,7 名成员分享了近期规划和展望。月初阴性症状比较重的阿静、小燕和老李有明显的改善,从情绪、社交、兴趣、意志等方面均有不同程度的提高。而具有阳性症状的阿静、阿亮、阿贵其在音乐活动中的现实体验也能转移其对于症状的关注,阿贵的状态时有反复,还需要更长时间的,综合性多角度的干预。病情稳定的老原、老王也继续保持良好状态。

5.5.4　治疗效果评价

经过 1 个月的治疗,治疗师对团体成员再次进行了 SANS 和 RBANS 评分(表 5–6)。

表 5–6　团体成员 SANS 和 RBANS 治疗后评分

成员 \ 评分维度	情感平淡或迟钝总评	思维缺乏总评	意志缺乏总评	兴趣/社交缺乏总评	注意障碍总评	RBANS总分
老原	1	1	1	0	1	89
老李	2	2	2	3	1	81
阿贵	3	9	9	9	3	50
阿静	1	2	2	2	2	80
孙一	1	1	1	2	1	99
小燕	2	2	3	2	1	75
阿亮	0	0	1	1	0	114
老王	1	2	2	1	1	89

经过一月的治疗,治疗师再次根据自编行为观察量表对成员进行了交流、认知、情绪、社会能力等维度的测评(表5-7)。

表5-7 团体成员行为观察量表治疗后评分

评分维度 成员	交流能力	认知功能	情绪	组织能力	社会能力	音乐能力
老原	3	2	3	3	3	2
老李	3	2	2	2	2	3
阿贵	1	0	0	0	1	1
阿静	2	2	2	1	2	1
孙一	3	3	3	3	3	2
小燕	1	1	1	2	1	1
阿亮	3	3	3	2	2	2
老王	2	3	2	1	2	3

评分前后对照:成员的阴性症状改善明显,认知改善不太明显,这与认知改善不是主要治疗目标有关系,也与治疗的时间长短、治疗方法的选择有关。

治疗师的评价:本次治疗基本达到了预期,但慢性精神分裂症患者的康复是一个长期的过程,成员需要继续接受康复治疗。

其他相关专业人员评价:成员的主治医生认为成员在活动中能防止衰退,为康复回归社会做好准备,其中孙一已经有计划要出院。

来访者自己的评价:大部分来访者自知力不足,很难意识到进步在哪里,但是他们会觉得开心,有新体验,希望以后还能继续参加类似治疗。

5.5.5 治疗结束/总结

这是笔者所在的精神专科医院里,精神分裂症团体音乐治疗的一次常见的治疗过程。通常治疗周期为一个月,每周5次,由于治疗频度比较高,因此按每周作为一个小阶段设置进度。从临床经验和循证基础来看,团体音乐治疗改善精神分裂症阴性症状、社会功能的效果比较显著,而对阳性症状、认知功能等的改善相对困难或需要更长的时间、更针对性的安排,这在本次治疗中也有体现,未来也需要更多的临床探索和研究。

5.6　心境障碍的音乐治疗案例

5.6.1　治疗前期准备

5.6.1.1　转介

来访者小王因"恶劣心境"入院,接受药物治疗、精神分析等常规心理科治疗 1 月余,失眠有好转,情绪时好时坏,自卑感强。来访者旁观过几次团体音乐治疗,并未参与,常拿着歌词即兴唱旋律让治疗师品评。在治疗师的建议下,来访者表示想尝试个体音乐治疗。经过小王、主治医生以及音乐治疗师的协商,在小王的常规治疗基础上增加了个体化音乐治疗。

5.6.1.2　资料搜集

1. 基本情况与成长史　小王,男,27 岁,汉族,大专文化,生于农村,小学迁入县城。小王母亲孕期情绪差,足月生产。小王有一同胞妹妹,婴幼儿发育与同龄人无异,自幼间断由母亲、奶奶等多人轮流抚养,与父母关系差,不认同母亲的愚昧、懦弱和唠叨,父亲不但暴力还有外遇。小王初中后开始喜欢同性,导致成绩下降,勉强读完大专,工作过 3 年,能力差,后帮父母打理生意,经济状况较好。他的人际关系一般,性格内向、敏感,有同性好友,无恋爱史。

2. 简要病史　主诉:情绪低落、失眠、自卑、工作生活能力下降 10 年。

小王初中时开始喜欢男性,认为自己很丑,自卑,担心性取向被人发现,导致失眠、情绪不稳定、注意力不集中,成绩下降,学习工作都很吃力,回家帮父母打理生意也时常对客人发脾气,担心没有前途,没有能力赡养父母。两年前他曾割腕自杀以迫使父母放弃逼他相亲。辗转过一些医院,最后来到本院诊断为"恶劣心境"。

3. 入院检查　入院体格检查正常。右手腕有 6cm 长的线状瘢痕,情绪较为低落,自诉自卑感强,曾有自杀观念,知情意协调一致,自知力存在,有较强求治欲。

心理测查:自杀风险评估量表:中等自杀风险。明尼苏达多项人格测验:心理状态处于中度异常。防御方式自评量表:在遇到困难时常采用幻想、分裂、退缩、回避、假性利他等防御机制来解决。艾森克人格问卷:内向性格,情绪不稳。SCL-90:178 分,其中强迫、人际关系、抑郁、焦虑、恐怖、偏执均高于正常。韦氏记忆量表:中常。韦氏智力量表:优秀。威斯康星卡片:认知功能良好。汉密尔顿焦虑量表:16 分,提示轻中度焦虑。汉密尔顿抑郁量表:23

分,提示轻中度抑郁。

4. 诊断　恶劣心境。

5.6.1.3　初次访谈

来访者小王独自就诊,衣着整洁时尚、得体,进门前戴帽子和耳机。小王身体略单薄瘦弱,面带微笑,双手偶有不自主地颤动,意识清晰,定向力完整,交谈切题,逻辑思维正常,知情意协调一致,自知力存在,有较强求治欲。小王反复询问他是不是很丑,治疗师会不会看不起他是同性恋,自诉从初中开始就喜欢写歌词,并喜欢即兴哼唱旋律,对音乐心理治疗有期待,并询问了原理和过程。

5.6.1.4　初评估

(1)音乐偏好与经历:来访者没有上过音乐课,没有正规的音乐学习经历。他认为音乐可以放松身心,宣泄情感,喜欢戴耳机听音乐,兴趣广泛,偏好流行音乐,尤其是抒情慢歌和摇滚,喜欢钢琴、吉他和鼓。初中时他就喜欢写词,并唱出旋律,没有记谱能力。他大学时自学过乐理,最近开始学吉他,希望能把创作灵感记录下来。

(2)音乐治疗的评估:来访者基本音乐素养处于中下水平;听音乐富于联想;音乐的情绪感受能力、节奏感、即兴哼唱和表达的能力强;在即兴演奏中选择了吉他,尝试了非洲鼓;在即兴演奏、即兴旋律创作中自如并感到愉快。来访者有较强的交流能力、学习能力、组织能力;情绪略紧张,手指有颤抖的情况,可能与药物或情绪有关。

5.6.2　治疗计划制定

音乐治疗师向来访者介绍了音乐心理治疗的各种技术,并与来访者共同确定了治疗目标和方案,解答了来访者的疑问。

长期目标:疾病痊愈;学会自我情绪管理;促进自我认知和成长;建立自信,提高自我评价和自我接纳;拥有良好的社会适应和心理韧性;完善人格,充分发挥潜能等。

短期目标:建立治疗关系,挖掘积极资源,改善情绪状态,促进情绪体验与表达,提高自信和自我评价。

治疗计划:以人本主义为理论取向,歌曲创作为主要技术。

治疗频次:每周 1~2 次,每次 1 小时。

治疗层次:作为常规心理科治疗的辅助治疗,以支持性结合再教育为治疗层次。

5.6.3　治疗干预实施

该案例是在某三甲精神心理专科医院开展的,每周 2 次,持续 10 周,共 19 次(最后 1 周仅 1 次)。

5.6.3.1　评估与建立关系阶段

本阶段为治疗的第 1~2 次,包括建立与促进治疗关系,以及访谈评估。

5.6.3.2　情绪宣泄阶段

1. 目标　改善情绪状态,情绪体验与情绪表达,通过作品进行现实联系。

2. 治疗内容　围绕来访者的歌曲作品《为你而写》展开治疗,包括治疗前讨论,歌曲修改与记录,演唱与伴奏,录音与回放,歌曲讨论等。

3. 治疗过程

【第 3~4 次治疗】

小王带来了积累的歌词和即兴哼唱的录音,期待治疗师的加工。他选择的第一首叫《为你而写》,大意是期盼爱人的出现,副歌部分用了 4 个排比句加重语气,"你知道我在想你吗? 你知道我的寂寞吗? 你知道我的痛苦吗? 你知道我的无奈吗? "小王有亲密关系的诉求,但没谈过恋爱,同时又苦于性取向无人理解,这首歌是一个宣泄的途径。治疗师将录音翻译成简谱,和小王一起修改加工,然后小王演唱,治疗师伴奏,并让他选出最符合情绪的伴奏形式。

【第 5 次治疗】

小王觉得副歌的情感宣泄得不够,演唱时感觉有东西堵在胸口。治疗师建议他将副歌凭感觉再即兴一次,小王做了几次深呼吸,闭上眼睛唱了起来,治疗师的伴奏从情绪上尽量做到同步,和弦稳定简单以支持他的表达。唱到副歌时,小王情绪越来越强烈,几乎以喊的形式唱完"你知道我的无奈吗? ",骤然上行的五度和延长音表达出非常强烈的情感,在音乐中充分共情的治疗师也以离调和快速上行分解和弦来配合。唱完了,小王哭了,良久,才指着胸口说:"我觉得这里,好像憋了十几年的东西终于发泄出来了。"

【第 6 次治疗】

小王和治疗师再次演绎了作品,并最后一次录音,宣布作品完工。小王听到作品优美地呈现出来,非常有成就感,觉得自己也不是一无是处。关于歌词,小王表示想谈恋爱,喜欢高大阳光的男生,但不敢表白,也没有和相同性取向的人交流过,对于治疗师能理解自己表示很感激,有一种包容、安全的感觉。治疗师予以聆听、支持。

4. 阶段总结　通过前几次治疗,小王的情绪状态明显改善,压抑的情感通过歌曲创作得到了宣泄。小王自卑感强,安全感缺失,而音乐创作能带给他自信,音乐和治疗师的陪伴则提升了他的安全感。同时,小王能将歌曲与现实进行联系,这将是自我认知和探索的良好途径。

5.6.3.3　自我探索阶段

1. 目标　稳定情绪状态,情绪体验与表达,促进自我认知,提高自我悦纳度。

2. 治疗内容　即兴旋律创作,歌曲创作,即兴演奏、录音、回放与讨论等。

3. 治疗过程

【第7~9次治疗】

小王表示最近灵感颇多,写了很多新词,希望即兴哼唱出旋律,再由治疗师记谱,共同改编。他一共创作了好几个片段,其中最喜欢的是《一个人》,歌词大意是"遇见关注自己的人,拥有温暖的掌纹和微笑的眼……两个人幸福地享受二人时光",内容仍然与情感诉求有关,但是语言与之前相较更为柔和、乐观,充满希望,提示其状态的改善。

【第10~11次治疗】

小王情绪略低落,表示主治医生建议其做家庭治疗,但他担心父母不愿意来参加。他不愿意多聊,对于创作也没有想法。治疗师建议从即兴演奏开始,小王选了金杯鼓,让治疗师随便弹琴,他准备好就来配合。治疗师弹奏简单的和弦序进,如:Ⅰ—Ⅳ—Ⅰ,Ⅳ—Ⅳ,希望为小王的即兴做一个和声根基。小王轻拍起鼓,哼唱起来,较为简单重复,没有歌词,治疗师采用了多种方法来促进小王的即兴,如在和弦中融入了小王的音乐元素,模仿小王的乐句,在即兴的间隙与小王进行音乐对话等。5分钟后,小王的声音逐渐慢了下来,鼓声也停止了,治疗师以为这一段即兴快要结束的时候,小王突然轻声唱到"妈妈…","妈妈!……妈妈!!……我想你…"对妈妈的呼唤一声声越来越强烈,而"我想你"却小声得不太听得清。让治疗师更为疑惑的是小王的状态,并不像思念,而是有一些恶狠狠的,甚至愤怒的情绪。

讨论时,小王表示有点激动。当治疗师说感受到他的愤怒时,小王一开始有点惊讶,沉默良久,有些伤感又怀着期待地表示希望父母能接受自己的性取向。联系到之前关于家庭治疗的议题,治疗师建议其与父母好好沟通。

治疗结束后,小王又和自己的大夫详聊了家庭治疗的事情,最终鼓起勇气找来了父母,并反馈音乐治疗师其父母也有爱他的一面,让他非常欣慰。

【第 12~13 次治疗】

小王心情较好,最近觉得热情、富于节奏感的曲风也不错,因此想要创作类似的歌曲。治疗师表示其内心存在积极能量,因此有共鸣,鼓励其对各种曲风进行尝试。治疗师和小王先后挑选了非洲鼓,沙锤,电钢琴等乐器进行即兴演奏,并从之前的小王即兴哼唱转变成两人合作创作旋律,过程轻松愉快。他非常喜欢其中一首原生态风味的快歌,没有写词,全曲用啦啦啦演唱。

【第 14~17 次治疗】

小王后期歌曲创作的主题包括了身份认同、家庭成员、亲密关系以及社会期待。通过创作、表达、体验与讨论,小王压抑许久的各类情感得到了较充分的支持与表达,其情绪状态趋于稳定。

其中一次的讨论环节,小王询问是否以后能以音乐为工作养活自己,同时希望在治疗过程中增加音乐素养提高的环节。治疗师认为小王在音乐中的表达自如顺畅,但也出现了进一步自我探索的阻抗,因此需要引导其将感受回归到自身问题上,与之讨论了这种想法的动机,和这种选择可能带来的困难。小王认为而音乐既能改善自己的病情,又能体现自己的才华,表示会再去好好思考这个问题。

4. 阶段总结　小王早年心理创伤严重,自卑感强,安全感缺失,存在性取向冲突、自体价值的冲突、依赖和个体化的冲突,人际关系和亲密关系的建立存在困难,有着深层次的焦虑。而这些问题和矛盾通过不同主题的歌曲创作从小王的无意识里浮现出来,又在小王的创作加工中得到定位、面对,以及创造性地解决,使小王能从各方面深入自我探索,并付诸实际行动,如与父母交流等。本阶段小王积极体验增加,自我评价有所提高,对于性取向更为接纳,并开始认知到部分自身问题,如不接纳自己、依赖性强等。

5.6.3.4　结束与巩固阶段

本阶段为治疗的 18~19 次,短期目标已显成效,小王要求出院。治疗师与小王对治疗中的创作进行回顾与梳理,并进行了主题为"祝福和展望"的即兴创作。小王谈了治疗的感受和收获,治疗师鼓励其继续成长和复诊。小王强调希望治疗师将他的治疗过程总结成文字去发表,让更多的人从音乐治疗中获益,治疗师表示非常感动也会尽力去实现这件事。

5.6.4 治疗效果评价

前后量表参数的对照：汉密尔顿焦虑量表：9 分。汉密尔顿抑郁量表：15分。参数较前明显下降，显示出情绪状态的改善。

治疗师的评价：来访者的情绪有较大改善，开始自我认知与接纳，较前更为稳定和自信。

其他相关专业人员评价：主治医生认为来访者的基础差，积极资源较少，病情时常反复，需要长期门诊随访巩固。主治医生也认可音乐治疗的效果，认为来访者可以出院后继续音乐创作和提高音乐素养，对于疾病康复有好处。

来访者自己的评价：曾经我极度绝望，是门诊大夫救了我，主治医生使我走上了正规的治疗道路，症状得到缓解，而音乐治疗则燃起了我重建自信，重建生活，发现自己潜能的希望。我目前情绪平稳，有点担心病情反复。我现在更能认同自己喜欢男性这个现实，也会努力让父母接受我，虽然很困难。我的音乐创作和情绪有很大关系，出院后会继续提高音乐能力，通过音乐表达自己，改善情绪。

5.6.5 治疗结束 / 总结

这是一例恶劣心境的个体音乐治疗报告，以人本主义为取向，歌曲创作为主要治疗手段，取得了一定的疗效，来访者对于治疗效果也比较满意，但由于其随访一段时间后回了老家，缺少长期效果的追踪。

歌曲创作治疗是一种整合思考、升华表达，集美感、创造力、心理动力性于一体的治疗方法。本案例采用歌曲创作治疗，与来访者的资源和需求有着密切的关系。来访者积极资源缺少，支持系统欠佳，而音乐是他的爱好，是少数能让他感到自信快乐的事物。因此治疗师以他喜欢即兴哼唱和写歌词为资源基础，展开了歌曲创作治疗。这种音乐创作不仅能帮他宣泄情感，改善情绪，还使他的生活燃起了希望，提高了自信，成为了自我认知和探索的手段。

（尹誉霏）

（尹誉霏，中国音乐学院音乐治疗硕士，北京回龙观医院音乐治疗师）

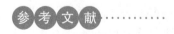

[1] WHO. 疾病和有关健康问题的国际统计分类第 10 版（ICD–10）[M]. 2010.

[2] 李凌江,陆林. 精神病学（第 3 版）[M]. 人民卫生出版社. 2015.

[3] Andritzky W. Alternative treatment in psychiatric and psychotherapy facilities in Germany [J]. Gesundheitswesen [Bundesverband der Arzte des Offentlichen Gesundheitsdienstes (Germany)], 1996, 58 (1): 21–30.

[4] Hanser S B. Music group psychotherapy: An evaluation model [J]. Music Therapy Perspectives, 1984, 1 (4): 14–16.

[5] Choi B C. Professional and patient attitudes about the relevance of music therapy as a treatment modality in NAMT approved psychiatric hospitals [J]. Journal of Music Therapy, 1997, 34 (4): 277–292.

[6] Mössler K, Chen X J, Heldal T O, et al. Music therapy for people with schizophrenia and schizophrenia–like disorders [J]. Cochrane Database of Systematic Reviews, 2011 (12).

[7] Geretsegger M, Mössler K A, Bieleninik Ł, et al. Music therapy for people with schizophrenia and schizophrenia–like disorders [J]. Cochrane Database of Systematic Reviews, 2017 (5).

[8] Degli Stefani M, Biasutti M. Effects of music therapy on drug therapy of adult psychiatric outpatients: a pilot randomized controlled study [J]. Frontiers in psychology, 2016, 7: 1518.

[9] Landis–Shack N, Heinz A J, Bonn–Miller M O. Music therapy for posttraumatic stress in adults: A theoretical review [J]. Psychomusicology: Music, Mind, and Brain, 2017, 27 (4): 334–342.

[10] Wang C F, Sun Y L, Zang H X. Music therapy improves sleep quality in acute and chronic sleep disorders: A meta–analysis of 10 randomized studies [J]. International journal of nursing studies, 2014, 51 (1): 51–62.

[11] Maratos A, Gold C, Wang X, et al. Music therapy for depression [J]. Cochrane database of systematic reviews, 2008 (1).

[12] Barbara L. Wheeler, et al. Music Therapy Handbook. [M]. New York: The Guilford Press, 2015.

[13] Crowe B E. AMTA Monograph Series. Effective Clinical Practice in Music Therapy: Music Therapy for Children, Adolescents, and Adults with Mental Disorders. [J]. American Music Therapy Association, 2007: 276.

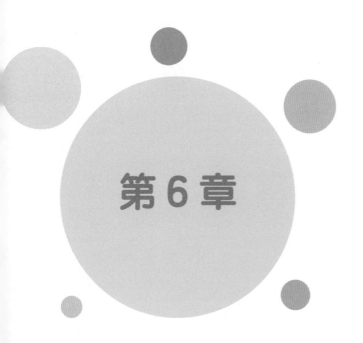

第6章

音乐心理治疗
——心灵流淌的旋律

　　音乐,像黑夜里的烛光,像朗空中的明月;像清晨的露珠,像黄昏的余晖;像亲切的问候,像甜蜜的微笑;像恋人的心扉,像母亲的抚摩。音乐心理治疗,将人们脑中的困惑和烦恼转变成愉悦和快乐,使我们的内心无限开放与强大,直到能够接纳与拥抱一切!

6.1 音乐心理治疗的含义

6.1.1 心理健康

心理健康是指人的基本心理活动的过程内容完整、协调一致,即认识、情感、意志、行为、人格完整和协调,能适应社会,与社会保持同步。我们可以从以下几个方面来理解心理健康:首先,心理健康是相对而言的,并不存在绝对的健康;其次,心理健康水平是一个连续体,每个人都处在非常健康和极不健康的两极之间;再次,人的心理健康状态并非一成不变,而是动态变化的。

世界卫生组织认为影响人们心理健康水平的重要因素有三方面,即变化、贫困和老化。在经济发达的现代,随着社会变革的加快和压力的增大,心理问题和心理疾病愈加常见。美国人在一生之中的精神障碍患病率达到了50%,因工作、人际关系、子女、重大自然变故等问题遭受情绪压力的人则更多[1]。我国各类群体的心理健康状况近年也有恶化的趋势。当个体的心理健康出现问题时,会出现内心失衡、身心失调、心灵与外界失调的状况,严重时人们将无法正常地应对现实世界。这时候,心理治疗师可以帮助来访者解决心理问题,消除身心症状,恢复其正常的心理健康水平。

6.1.2 心理治疗

心理治疗(psychotherapy)是指受过严格训练的心理治疗师,以心理学理论为指导,良好的治疗关系为基础,运用心理治疗的相关理论和技术,治愈来访者心理行为障碍的过程。在心理治疗师眼中,每个人的一生中或多或少都在不同程度上存在心理问题、人格缺陷或习得性不良行为。对不同流派的心理治疗师来说,解决这些问题所遵循和使用的理论和技术是存在差异的。据不完全统计,目前具体的心理咨询与治疗技术有两百多种,但大多是在精神分析、行为主义、人本主义和认知疗法这四大流派基础上发展起来的。例如,音乐治疗、绘画治疗、舞动治疗等艺术治疗就与探索潜意识的精神分析密不可分。后现代主义心理学则是人本主义发展的继续。短期焦点解决心理治疗及叙事疗法等都是后现代主义心理学的典型疗法。

6.1.3　音乐心理治疗

音乐心理治疗是心理治疗的一个新兴流派,它以音乐为媒介,借助心理治疗相关技巧实施于治疗活动之中。虽然音乐治疗的过程中运用到很多心理学理论知识,但它从心理治疗的理念上与常规心理治疗有一定的区别。

常规的心理治疗方式中,心理治疗师主要通过语言沟通对患者加以干预,在语言工作困难或效率低时也会加入音乐、绘画、沙盘等媒介进行治疗,音乐在常规治疗过程中只是辅助手段。

在音乐心理治疗中,音乐是主要的治疗媒介和手段。除了音乐本身稳定的节奏与旋律对来访者身体的调节与放松作用,音乐心理治疗师从改变来访者的情绪入手,先跟后带。首先运用音乐同步等技术对来访者共情、建立咨访关系,并探索、投射出深层情绪,再运用音乐互动行为来改善、稳定和固化来访者的情绪,最后建立或升华积极的正向情绪,从而达到治疗目的。

6.2　音乐心理治疗的意义

6.2.1　改善负面情绪

现代人在快节奏的工作生活中常常会产生焦虑、抑郁等负面情绪,如不及时觉察并处理,可能会转变为心理问题甚至是心理疾病,严重影响心理健康状态。音乐心理治疗可以调节和改善负面情绪,帮助个体恢复和维持正常的心理健康状态。音乐刺激能影响大脑某些递质如乙酰胆碱和去甲肾上腺素的释放,从而改善大脑皮层功能;能直接作用于下丘脑和边缘系统等情绪中枢;能对人的情绪进行双向调节[2]。音乐治疗师既可以使用抑郁、悲伤、痛苦、愤怒和充满矛盾情感的音乐来激发人的情绪体验,使其消极情绪得到充分宣泄;也可以使用积极的音乐引发个体丰富的视觉想象,使其深刻体验大自然和自我生命的美感,产生心理上的"高峰体验"[3]。

6.2.2　促进人际与亲密关系

"音乐是一种交流的手段",从人格与社会心理学角度看,音乐治疗具有建立与维持人际社会关系的功能。人际关系是一个人心理素质水平的集中体现,也是衡量心理健康水平的重要标志之一。一个人在生活和工作中能否与领导、同事、朋友、亲人建立良好的人际与亲密关系,直接关系到自己的身心健康。心理压力往往使人产生孤独感和不安全感,它损害了个体与外界正常联系中所依赖的感情、情绪或精神。音乐治疗师可以运用音乐帮助个体在沟通中表达自我获得反馈[4]。音乐治疗可以解除人们潜意识的矛盾冲突及深层内心矛盾,使人们能够梳理和看清各种关系的真实情况,改善自己的人际及亲密关系,从而改善人的心理健康状态。

6.2.3 挖掘资源增强自信

音乐心理治疗可以挖掘个体潜能、增强自信心,使个体以积极的心态面对未来。在音乐治疗中,特有的音乐节奏与旋律能够使人们平常较常用的左脑得到休息,同时刺激掌管情绪、创造力和想象力的右脑,因此对创造力、信息吸收力等潜在能力的提升有很强的效果[2]。此外,音乐可以为人们的想象提供情感体验的方向,为人们想象的内容提供自由的空间[5]。音乐治疗使人们有勇气真正面对自己的内心世界,激发个体内心深处的积极力量,使个体可以充分利用自己的积极资源摆脱痛苦。另外,音乐治疗还能增强自信心,帮助个体控制情绪。

6.3 音乐心理治疗的层次

美国音乐治疗学者惠勒(Wheeler B. L.)提出的心理治疗分类提纲,把音乐治疗在心理治疗领域的应用技术,分为支持性音乐治疗、再教育性音乐治疗和重建构性音乐治疗 3 个不同层面的干预技术[6],明确了音乐心理治疗的理论框架和治疗目标。

6.3.1 支持性音乐治疗

支持层面的音乐治疗,是依托音乐治疗所营造出的温馨自在的治疗环境,通过娱乐式的治疗形式,协助来访者建立起情感的支持系统。其干预策略主要包括两个方面:一方面,治疗师从预防心理疾病角度出发,广泛普及和推广音乐保健知识,引导来访者应用音乐保健方法保护身心健康,帮助他们建立起积极乐观的生活态度;另一方面,治疗师可运用支持性音乐治疗,对出现异常情绪的来访者进行心理干预。音乐治疗师运用音乐治疗中的互动活动所产生的情绪体验,协助来访者宣泄焦虑、紧张、抑郁和恐惧等不良情绪,稳定其失衡的精神状态,帮助他们摆脱负面情绪的困扰,恢复其正常的情绪状态。

由于支持性层面的音乐治疗所强调的是情绪和行为的改变以及技能的提升,并没有涉及来访者的领悟和认知探索,因此支持性音乐治疗多为指令性、引导性和适应性的音乐治疗干预。此类音乐治疗方法适用于亚健康、有情绪(情感)障碍的来访者。主要的治疗方法包括:音乐治疗师让来访者演唱自己喜欢的歌曲、选择心仪的乐器即兴演奏、随着音乐即兴舞蹈等,实现抒发来访者情感和释放其负面情绪的目的。治疗师通过语言引导来访者,使用音乐渐进式肌肉放松、音乐减压冥想、音乐即兴绘画等方法,缓解来访者的心理压力。治疗师使用具有结构性的集体合唱、器乐合奏、团体舞蹈表演、戏剧表演等方法,提升来访者的语言沟通能力、情绪表达能力、动作协调能力、行为适应能力、社会交往能力等。

6.3.2　再教育性音乐治疗

再教育层面的音乐治疗聚焦于探索和讨论来访者潜意识的感觉,借助音乐治疗帮助来访者实现认知领悟功能的提升。在音乐治疗过程中,音乐成为引发来访者此时此刻情绪和认知反应的重要载体。通过音乐本身具有的共情、移情和同化的功效引导来访者理解、感悟自身的情绪和心理问题,并最终在音乐力量的作用下稳固来访者的积极情绪,转化其错误认知观念。除音乐外,音乐治疗师的介入也是再教育层面音乐治疗的重要干预手段。音乐治疗师通过对来访者实施特定的音乐活动,用音乐或语言引导来访者审视自己与他人的不稳定关系,让来访者在探讨人际关系的过程中发现人际关系恶化的原因以及自身的责任,使来访者积极改变困扰人际关系的不良行为。

再教育层面音乐治疗在治疗方法上常用到认知音乐治疗、人本音乐治疗、交流分析音乐治疗等学派的治疗方法。此类音乐治疗方法适用于有认知障碍、行为障碍的群体。例如,音乐治疗师通过乐器演奏、音乐同步聆听、音乐聆听回忆等方法,让音乐和来访者的心理状态保持同步。当来访者与音乐产生共鸣后,治疗师逐渐改变音乐,引导来访者的生理、心理和情绪状态向预期的方向改变。在音乐治疗师的参与下,通过音乐心理剧、歌曲讨论、词曲创作等方法,映射出来访者生活中错误的认知观念和不当行为,并通过音乐行为矫正、语言认知影响等技术来引导来访者恢复正常的认知和行为功能水平。

6.3.3　重建构性音乐治疗

重建构层面的音乐治疗是一种比较复杂的心理治疗干预手段。此类音乐治疗借助音乐想象中的影像和感觉,深入到来访者的潜意识,分析存在于来访者潜意识中的矛盾冲突,揭示来访者的过往经历(特别是儿童时期)与现在的认识模式间的必然联系,引导来访者认识到自己扭曲的认知与行为。同时,这类治疗方法也使得来访者在重新建构认知模式的过程中,有勇气面对治疗过程中不断出现的未完全解决的问题和不断出现的新问题。这类音乐治疗不仅需要音乐治疗师进行长期的干预,而且对音乐治疗师的从业资格也有着严格的要求。从业人员必须接受过心理动力学和精神病理学相关培训才可以开展此项音乐治疗活动。

在重建构性音乐治疗中,音乐治疗师可以运用心理动力学音乐治疗和音乐引导想象等治疗方式,通过乐器即兴演奏、即兴舞蹈、即兴歌唱、音乐想象、音乐绘画、音乐阅读等治疗方法,借由音乐投射出来的潜意识问题分析,用音乐和语言来解释和澄清来访者混乱的认知或行为模式,从而引导来访者逐步摆脱各种心理障碍的袭扰,重塑其健全人格。对于心理问题较为严重的来访者,治疗师应严格控制干预对象和治疗干预范围。对于干预不了的严重心理问题以及出现精神疾病的来访者,治疗师要及时做好向专业精神卫生机构转介的工作。

6.4 音乐心理治疗的理论取向

现代音乐治疗学作为一门集音乐学、心理学、医学等多门学科的交叉学科,从理论价值取向上分为心理取向音乐治疗、教育取向音乐治疗、音乐取向音乐治疗和医疗取向音乐治疗四类。随着社会的发展,音乐治疗在心理治疗干预中显现出了鲜明的特点与独特的优势,越来越受到人们的关注,广泛被运用于各流派的心理治疗过程中。

6.4.1 心理动力取向的音乐心理治疗

心理动力取向音乐治疗源于古典精神分析的治疗理论。此取向认为音乐治疗的过程也是以口语为主的心理治疗,只是采取的主要媒介是声音或音乐。心理动力取向在很多方面仍然遵循古典精神分析的基本观点,例如对潜意识的重视,对本我、自我和超我人格结构的认同,强调移情关系等。但心理动力取向在治疗关系上不再完全被动,而是增加了治疗师的主动性,治疗次数也有所缩短。治疗师可以把动力思考运用于音乐治疗之中。例如治疗师可以用移情关系或客体关系来理解治疗关系,以音乐作为探索潜意识动机的媒介,或运用音乐的象征性于治疗之中。治疗师也可以运用动力治疗的技术,如自由联想、释梦、移情等帮助当事人了解其潜意识冲突以促使其人格向积极方面转变[7]。

6.4.2　存在主义取向的音乐心理治疗

存在主义心理治疗的核心包括以下几个方面:自我觉察的涵容能力、决定自己命运的自由、职责和焦虑等基本要素、在无意义的世界里寻求独特的生命意义、孤独与建立起和他人的关系、有限的生命以及死亡等。这一取向的主要治疗目标是协助人们认清自己是自由的并能察觉各种可能的发展情形,使人们认清自己应为已发生在自己身上的事情负起责任,澄清妨碍自由的各项因素。治疗重点是对"此时此地"的觉察与领悟及来访者想成为怎样的人。治疗师可以在音乐治疗中设置更多的"体验"条件,例如以音乐旋律、乐器的特点激活来访者对孤独的体验,以音乐及相关引导语使来访者直面死亡情境与感受,顿悟生命存在的美好及生命中最重要的东西,从而将死气沉沉的生活转变为更真实的生活。

6.4.3　人本主义取向的音乐心理治疗

人本主义取向音乐治疗对人性持正面看法,认为来访者有觉察问题及加以解决的潜能,也相信来访者具有自我导引的能力。音乐本身稳定的节奏和旋律有利于为来访者提供一种充满安全感的氛围。治疗师可以根据来访者的状态,使用与之对应的音乐,帮助当事人体验感觉的充分表达和被接纳的感受。在这种治疗关系的背景下,来访者会体验到过去抗拒觉察的感觉,激发自身潜能,逐渐增强自发性和自信感,增强内心的导引力量。来访者在歌唱或乐器演奏中获得的积极心理体验,也可以被带到日常生活中,让来访者变得更加勇敢与开放。

6.4.4　完形治疗取向的音乐心理治疗

完形疗法,也称格式塔疗法,是由存在主义与完形心理学导出的一派心理治疗理论。存在主义注重人如何去"体验"自己当前的存在,而完形心理学则是探讨人如何去"知觉"自身的存在。完形疗法的治疗目标是协助当事人觉察到此时此刻的体验,督促他们负起责任,能够从内心进行自我支持,而不须依赖外在的支持。完形治疗理念可概括如下:首先,人有能力处理好自己的事情,心理治疗鼓励来访者主动承担责任,发掘个人资源和潜能;其次,人应该将注意力聚焦在此时此地,而不应僵化地固守过去行之有效的适应模式;最后,使人积极面对现实并健康成长的一个重要手段,就是帮助他完成未完成事件,以排除未完成事件对此时此地的干扰[8]。治疗师可将音乐治疗与格式塔的干预技术结合起来。例如,音乐空椅子技术可以更好地帮助来访者完成与人、环境、事件的对话。音乐心理剧可帮助来访者在演出中体验或重新体验自己的思想、情绪、梦境及人际关系,伴随着剧情的发展,在安全的氛围中探索、释放、觉察和分享内在自我。

6.4.5　认知行为取向的音乐心理治疗

认知行为治疗认为:人的情绪来自人对所遭遇事件的信念、评价和解释,而非来自事件本身。适应不良的行为与情绪都源于适应不良的认知。常规的心理治疗方式主要通过语言沟通,通过矫正来访者头脑中的不正确观念,达到消除其负面情绪影响的目的。认知行为音乐治疗通常恰恰与之相反。治疗师从改变不良情绪入手,运用音乐互动行为来改善、稳定和固化来访者的情绪,帮助来访者建立积极的正向情绪,进而实现改变其错误认知的目的。认知行为取向音乐治疗不只是单纯的改变来访者的认知,而是让来访者在行动中体会和不断修正经年累月形成的错误认知。例如在音乐脱敏治疗中,来访者通过不断的练习与克服困难,坚持每天完成家庭作业,从而逐渐改善不良的情绪与行为反应。

6.4.6　引导想象的音乐心理治疗

引导想象的音乐心理治疗由海伦·邦尼所创。邦尼的理论受到弗洛伊德、荣格、马斯洛的理论影响,其想象技术则受到阿萨吉欧力心理综合学和超个人思潮的启发。她发展出来的治疗历程现在被称为标准的音乐引导想象四阶段程序。第一阶段的预备会谈是在治疗开始时,治疗师解释流程让来访者了解治疗结构并帮助其进入治疗情境,以评估患者的身心状况。第二阶段的放松聚焦中,治疗师运用肌肉放松或冥想、暗示等方法让来访者达到肢体放松和心理专注的状态,为后续的音乐聆听做好准备。第三阶段是音乐聆听为主的阶段,治疗师运用音乐让来访者沉浸在内在现实中,同时维持和外在现实的持续接触。在这个过程中,治疗师持续地观察记录并以语言来反映整个历程,适时地给予来访者支持和引导,带领其顺利地走过这段心灵之旅。此阶段中音乐激起的意象可以用言语陈述并加以提炼。第四阶段是经验整合阶段,治疗师帮助来访者把音乐诱发的内在经验整合起来。

6.5　团体音乐心理治疗案例

6.5.1　治疗前期准备

6.5.1.1　转介与评估筛选

本次团体音乐心理治疗通过社会招募形式接受报名。在团体治疗开始前对报名者进行一对一面谈，了解他们参与音乐治疗前的生理、心理及社会功能状况，做出初步评估。根据评估结果，排除一名重度抑郁患者，一名认知障碍的 19 岁青年，最终确定 12 位报名者参加本次团体音乐心理治疗。治疗对象中包括两名某医院精神科转介的恢复期病人，其余成员均为一般心理困惑并有强烈求助愿望的正常人群。

6.5.1.2　初次访谈与资料搜集

对本次团体 12 位成员进行初次访谈，并结合转介或报名时的相关侧面了解，总结成员的基本情况如下：

成员 A，女，23 岁，某高校思想政治教育专业在读研究生，之前大病，病情恢复后感到变得敏感易烦躁，希望提高自己的情绪管理能力。近期喜欢舒缓减压的音乐，没有擅长的乐器，特别喜欢唱歌，所唱歌曲风格多样。

成员 B，男，34 岁，心理咨询师，希望在提高自我心理健康状态的同时学习音乐心理治疗的技术。学过美声，且擅长男高音，平时多听民族歌曲，没有特别讨厌的音乐。

成员 C，女，32 岁，某规划设计研究院工作人员，女儿 1 岁半，之前患有产后抑郁，抑郁恢复后希望自己能够提高自信。对乐器和音乐没有研究，只是开车时听听目前比较流行的歌曲。

成员 D，男，24 岁，心理学专业在读研究生，面临毕业论文答辩和找工作的压力，希望提高自己的抗压能力并有能力帮助更多的人。没有能操作的乐器，平时听的音乐大多比较朴实，最喜欢朴树的歌。

成员 E，女，19 岁，抑郁恢复期，大学二年级时休学一年，恢复情况良好，准备复学。自己会拉小提琴，也会弹钢琴。

成员 F，女，40 岁，国企，经历丰富，关注自我心理成长，自己在自我成长的很多方面都有研究。喜欢有内涵的音乐。

成员 G，男，17 岁，留守儿童，高中二年级，父母希望自己来参加团体音乐治疗提高心理素质，自己的参与动机一般。没有擅长的乐器，喜欢周杰伦的歌,喜欢跳舞,特别喜欢街舞。

成员 H,女,23 岁,医学专业在读研究生,希望通过参加团体音乐心理治疗增强自我认知,更加明确未来的目标。喜欢古典音乐,喜欢研究音乐背后的故事,但自己五音不全不喜欢唱歌。

成员 I,男,36 岁,某企业老总,因近期感到在家庭、公司管理方面的压力大前来参加团体音乐心理治疗,希望释放自己。喜欢听振奋人心、能够对人有激励斗志作用的音乐。

成员 J,女性,18 岁,高中三年级患双向情感障碍休学至今,现在恢复情况良好,目前希望通过参加团体治疗认识更多不同的人。喜欢跟很多人一起听音乐,交流想法,没有特别讨厌的音乐。

成员 K,女,45 岁,自由职业,因儿子青春叛逆期母子关系恶化前来参加音乐心理治疗。喜欢舒缓的音乐,受不了很吵闹嘈杂的音乐,儿子喜欢的音乐她都受不了,甚至会头疼。

成员 L,男,23 岁,出国留学一年,自己难以达到预定目标感到特别无力,前来参加音乐心理治疗。自己会弹钢琴,但是已经很久没弹,喜欢听音乐,对音乐类型没有特别要求,没有特别讨厌的歌曲。

6.5.2　治疗计划制定

长期目标:通过音乐治疗改变成员的主观体验,梳理和控制其深层情绪;挖掘他们内心深处的积极力量,增强自我的力量;通过音乐活动满足团体成员归属与交往的需要,促进其社会化及相互学习。

短期目标:让团体成员充分感受音乐治疗带来的身体放松;通过音乐缓解成员当下与近期的负面情绪;建立团体规范、促进团队沟通、提升团队凝聚力。

治疗设计:团体方案以"放松,我很安全"、"放松,我很懂爱"、"放松,我很自信"为主题设计活动,全方位梳理团体成员在安全感、自卑感及亲密关系方面的压力,并融合音乐治疗的三种方式(以接受式音乐治疗为主)开展音乐治疗活动。

治疗设置:团体音乐心理治疗(结构式),共 3 次干预,每次 3~4 小时,每周 1 次。

治疗地点:某心理中心团体活动室

治疗实施者:音乐治疗师 1 人,助手 2 人(均为心理咨询师)

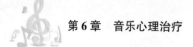
6.5.3　治疗干预实施

【第1次　"放松,我很安全"主题活动】

1. 团体形成活动

（1）相识：自我介绍。

大家围坐成一个大圈,助手击鼓,成员传球,球传到谁的手里,谁做自我介绍,只介绍自己的两个信息:一是姓名,二是家乡。

（2）相知：棒打薄情郎。

团体分成3个四人小组,每组站立围成一个圈,取一个减压口号,最后说耶!

小组加固:在《我要飞得更高》(网络歌手)这一首音乐的时间里,每位成员对自己的4个信息在组内作介绍,每位成员都要记住组内成员的信息,音乐结束随机抽查,不能快速说对组内成员信息的"薄情郎"必须做一分钟自我展示。

（3）相助：音乐按摩。

两人一组,相互自我介绍后,其中一人跟随音乐《墨西哥帽子舞》(群星)的节奏去敲打或按摩对方的身体部位,另一人闭上眼睛体验,音乐结束后交换。

2. 具体活动

（1）激发生命潜能

音乐治疗师首先使用音乐放松技术,让全体成员进行被动式音乐肌肉渐进放松(图6-1),再进行引导性音乐想象,以在减压开始阶段建立和强化安全感、放松感和良好的自我体验。音乐:《内心和平曲》(Yoga Asana Melody Asana)。

在音乐放松环节之后,音乐治疗师用音乐想象技术引导成员来到自己死亡的时刻。在音乐 Response of Souls Song (火影忍者)中,让团体成员想象着自己站在自己的墓碑前,看着自己的墓碑,体验自己那一刻的所观、所想、所感。通过体验死亡时刻的感受,反思此时此刻自身的目标和生活的意义。

（2）缓解孤独之压

分组讨论:什么时候你会感到孤独? 讨论后请小组中还未发过言的成员总结本组讨论情况。

（3）躯体训练,模拟演奏

音乐治疗师选择音乐《小步舞曲—莫扎特》(世界古典音乐6),引导成员通过模拟拉小提琴去体验它们。音乐停止后,请成员回想一下自己现在的状态更像这首音乐的前半段还是后半段?

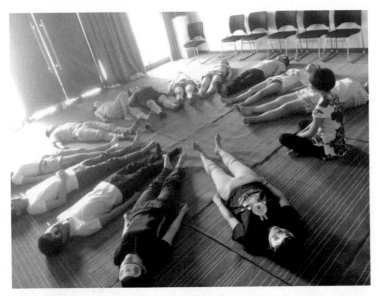

图 6-1　音乐肌肉渐进放松

3. 结束活动

音乐舞蹈,传递生命。音乐治疗师介绍什么叫传递生命,然后在音乐中进行演示,主动把团体中的每个"我"变成"我们"。音乐:《忧伤还是快乐》(纯音乐)、*T-ARA Little Apple Dj*(DJ 阿禾 2015ReMix 混音版)*U Can't Touch This*(la meilleure compil)

4. 活动小结

第一次音乐心理治疗活动的主要目标是建立团体安全感。本次活动中,团体形成活动、具体活动、结束活动循序渐进,层层深入。整个过程团体成员间互动较好,相互信任,建立了良好的关系,形成了轻松与开放的氛围。例如在"音乐按摩"的相助环节,成员 F(女,40 岁,国企)反馈没想到跟她搭档的 E(女,19 岁,抑郁恢复期)这么年轻居然会那么多种按摩的手法,使成员 E 得到了极大的鼓励,这体现了成员间的相互信任。到最后的"音乐舞蹈"结束活动中,前两个小时看起来比较内向的成员 L(男,23 岁,出国留学一年)彻底放开了,表情变得很酷,随着音乐变换了街舞、广场舞等几种舞姿。

【第 2 次　"放松,我很懂爱"主题活动】

1. 团体巩固活动

音乐酒会:感受自己正在一个酒会当中,戴着眼罩,拿着杯子,去与你碰到的人放肆闲聊,请每个人都充分感受适合自己的人际距离。音乐:《人鬼情未了》(萨克斯)、*The Havana Slide*(Vanessa-Mae)、《万水千山总是情》(汪明荃)。

2. 具体活动

(1)深度连接父母

团体分成两组形成内圈与外圈,形成6个一对一小组。用音乐回忆和音乐想象,内圈的人象征父母亲,外圈的人与之对话(图6-2)。播放音乐《摇篮曲》(东北民歌)、《烛光里的妈妈》(毛阿敏)、*Jewels of Night*(David Arkenstone)。

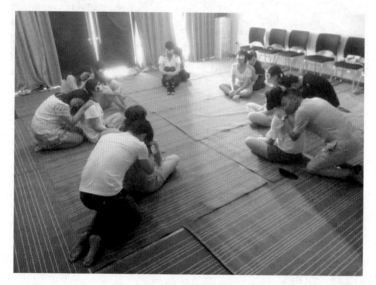

图6-2　与父母对话

(2)歌曲讨论

团体分为3个小组同时进行,播放成员自选曲目,依次聚焦各小组的4位成员,被聚焦者先说对这首歌的感受,其他成员依次以下面的方式回应:

a. 通过这段时间的相处和刚才你对这首歌的感觉,我觉得你是一个_____的人。

b. 跟你这样的人相处,应该_____你会觉得比较舒服,对吗?

(3)音乐心理剧:亲密关系

团体重新分组,形成新的3个四人小组。各组创编亲密关系主题的音乐心理剧并进行表演比赛。

3. 结束活动

每个你喜欢的和讨厌的人都是跟你自己有关的,与你无关的人你根本不会注意到。不能接纳他人就是不能接纳自己。所以,感谢我们遇到的每一个人,让我们充分深刻地认识自己,请一起合唱《感恩的心》(欧阳菲菲)

4. 活动小结

第二次团体音乐心理治疗活动改变了成员的主观体验,梳理和控制了成员更深层的情绪,让他们领悟了"爱"的真谛。活动"音乐酒会"和"歌曲讨论"使成员更清晰地觉察了自己和他人的人际关系模式和亲密关系模式,更能理解自己和包容他人;"深度连接父母"活动进一步打开了成员的潜意识,梳理了他们内心深处的情感及矛盾,激发了爱的能量。成员 I(男,36 岁,企业老总)在与父亲连接时哭泣久久不止,全身颤抖,他在后面的感悟中写道:"父母离婚后,自己一直跟着母亲……我第一次如此深刻地理解了父亲,我不能逃避自己的感情,过后一定会找时间好好跟他说话。"音乐心理剧"通过各小组对亲密关系主题剧本的创编和表演比赛,充分发挥了团体成员的创造力和表演能力,同时通过所表演的内容相互学习到亲密关系的相处之道,学会更好地爱己爱人,减轻了亲密关系方面的压力。本次团体治疗使成员充分体验了团体合作的力量,也有利于整个团体的进一步相知与融合。

【第 3 次　"放松,我很自信"主题活动】

1. 团体巩固活动

用音乐旋律进行热身,规则:导师跟着音乐的旋律先做一个动作,所有成员学导师的动作,直到每个人都学会并且全体整齐一致的时候,从 1 号成员开始做出不一样的动作,其他成员都跟着学。以此类推,直到每个人创造出来的动作都被所有人学会,整个过程不能用语言交流。

2. 具体活动

(1)正向体验:我的成功小故事

主动式音乐肌肉放松,音乐《内心和平曲》(Yoga Asana Melody Asana)。

音乐回忆:回忆从儿时到现在的成功小故事。强调是成员自己感到的成功,而不是别人所定义的成功。

每位成员 2 分钟,挑选 1~2 个成功小故事在组内分享:大声地说出来!

(2)音乐高帽

两个小组同时进行,组内轮流让一位成员到中间,其他成员给中间的成员"戴高帽",将双手搭在中间成员的肩上,眼睛看着他,真诚地说出通过这两天的接触和相处,你觉得他身上有什么优点。

3. 结束活动

（1）音乐星光大道

音乐星光大道:连续循环播放 4 首快节奏音乐:《青春修炼手册》（TFboys）、T-ARA Little Apple Dj（DJ 阿禾 2015ReMix 混音版）、《一起摇摆》（汪峰）、*U Can't Touch This*（la meilleure compil）。

两组站立成一条星光大道,每位成员轮流像明星一样边唱边跳 1 分钟,与粉丝互动一分钟,而其他成员扮演"粉丝"充分表达对偶像的崇拜和拥护。

（2）每人一句话

团体结束时,导师邀请每位成员对这两天的感悟说一句话。

4. 活动小结

在第一次团体活动充分建立了团体成员安全感的基础上,在第二次团体活动充分宣泄了成员深层情绪、解除深层矛盾冲突过后,第三次团体音乐心理治疗活动使成员变得更加自信。"音乐旋律热身"使每个成员都成为团体中被关注的对象,成为团体中的引领者;"我的成功小故事"让成员充分体验到了真正的自信不是来源于别人的评价,而是自己对自己的接纳与认可;"音乐高帽"则让每位成员更多地看到自己的优点,使成员在"音乐星光大道"中最终放飞自我。本次活动作为最后一次团体活动,每个活动的设计都向成员提供了相互表达的机会,给予成员充分的时间处理分离焦虑,使本次团体音乐心理治疗圆满结束。

6.5.4　治疗效果评价

6.5.4.1　治疗师的评价

本次团体音乐治疗中,团体成员对音乐的感受性较好,团体成员之间互动充分,团体动力得到很大发展。同时,团体成员的负面情绪得到充分宣泄,人际交往及亲密关系的能力得到提高,成员的自信心有明显提升。

6.5.4.2　治疗对象的评价

本次团体结束时成员音乐心理治疗的感悟体现了本次活动具有如下几个方面的积极效果:

第一,团体成员对音乐心理治疗非常认可。例如成员 B 提到,从来没看到一个团体的动力如此强大。成员 E 提到,如果我能早点接触这个音乐团体心理治疗,可能我就不会陷入抑郁,我相信自己以后一定能够彻底好起来。

第二,团体成员的负面情绪得到了充分宣泄,身心得到了放松。例如成员 E 抑制不住泪水地说,之前我都不敢告诉别人我是个抑郁症患者,但在这个团体讨论的时候我可以放心地说出来。成员 J 提到,现在我都还在回味全身轻松地躺在树林的草坪上那种感觉,我可以更轻松地回到学校啦。

第三,团体成员的安全感得到了增强,更能感受生命的活力。例如成员 A 捂着胸口反馈,我终于知道为什么自己一直过分担心自己的身体会垮掉,并且去哪里都不敢一个人去,这两天我体验了孤独的真正含义,我现在觉得很踏实,很安全!

第四,团体成员体验到了新的人际与亲密关系相处之道,爱的能量得到激发。例如成员 L 提到,在音乐星光大道上我跟每个人都拥抱了,而且是真诚的拥抱,没想到人与人之间的关系这么美妙,原来也不明白什么叫真正的打开自己,这次我算是彻底打开了。

第五,团体成员的自信得到了提升。例如成员 C 提到,自产后抑郁到现在,我第一次重新找回了原来的能量,音乐的力量很强大,现在我可以和原来一样自信地说:我要做第一!

6.5.4.3 家人、朋友等的评价

本次团体音乐心理治疗结束后,微信群中的成员还会有日常互动,部分成员的家人在群里的反馈要推荐其他人参加,说明本次音乐治疗具有较持久的效果及较广泛的影响力。

6.5.5 治疗结束 / 总结

在本次团体音乐心理治疗中,音乐治疗师首先使用抑郁、悲伤、痛苦、愤怒和充满矛盾情感的音乐来激发团体成员的情绪体验,使团体成员的消极情绪得到了充分宣泄。其次,音乐治疗师通过音乐精神减压、音乐想象等方式与活动相融合,使团体成员增强自我,了解自我,激活团体生命潜能。再次,音乐治疗师帮助团体成员在沟通中表达自我,获得反馈,提高了他们人际互动的信心和能力。在本次治疗的人际关系主题活动中,团体成员深刻体验到被关注,被鼓励和支持,发现自己在人际互动和处理亲密关系的潜能,感受到适合自己的人际距离,并受到他人及团体的感染尝试新的人际交往模式。成员在音乐治疗结束后,可以将这些正向体验迁移到实际生活中,这将有助于他们持续改善其人际关系及亲密关系模式。

6.6 个体音乐心理治疗案例

6.6.1 治疗前期准备

6.6.1.1 资料搜集

音乐治疗前通过个案的辅导员了解到：小寅（化名）是一位21岁的女学生，大学三年级，来自农村，家教严格。她按照父母意愿选择了现在的专业，父母明确要求大学期间不能谈恋爱。但小寅大二时与大四的学长相恋，大半年后，男友毕业，并在相邻的城市找了工作。空间距离让两个人无法面对面沟通，电话里的小争吵越来越多。男友认为应该增强沟通，每天都会主动电话联系，并常回学校看她。开始小寅十分感动，后来感觉男友太过黏人且负能量较多，遂提出分手。男友不同意分手，在小寅提出分手两个月后，男友通过朋友找到她并与之发生争吵。在争吵中，男友试图将她杀害后自杀。由于保安的介入与自己的求助，小寅被成功抢救，男友抢救无效死亡。

6.6.1.2 初次访谈与评估

住院治疗一个月后，小寅身体恢复并出院，出院记录显示其躯体已基本恢复正常。咨询前的心理测评结果显示，90项症状清单（SCL-90）总分191，其中焦虑2.7，强迫症状2.4，其余阳性因子分接近2~2.11，表明她可能存在焦虑情绪及轻微的强迫倾向。初次访谈中小寅自述精神状态良好，与同学关系无明显变化，但完全没有学习状态，上课、自习及睡前大脑一片空白，入睡困难。此外，她不敢与父母沟通，抗拒父母来电，接通来电时希望尽快挂断。平时比较喜欢听音乐，没有擅长的乐器，对音乐类型与风格没有太高要求，没有特别讨厌的音乐。

6.6.2 治疗计划制定

本个案最开始由辅导员推荐到心理咨询中心，校方希望做一次危机后干预并进行评估。第一次音乐治疗后治疗师发现来访者的负面情绪得到充分宣泄，效果明显，且求助意识很强。来访者决定由治疗师继续为其治疗。治疗师计划使用心理动力取向音乐治疗，治疗总目标是协助来访者梳理其潜意识冲突并转换成意识；让来访者睿智的觉察内心世界；最终释放压抑的能量，增强自我。治疗师在治疗过程中尊重来访者状态的自然呈现,并根据呈现的状态给予相应处理,因此每次咨询前不会提前设置固定的咨询目标。本个案总共进行了 3 次音乐治疗干预,每周一次,每次用时为 1~2 小时。每次咨询都包括访谈与评估、音乐治疗体验、反馈与讨论 3 个阶段。

6.6.3　治疗干预实施

【第 1 次　宣泄痛苦情绪】

第一次走进心理咨询室时,小寅看起来脸上有些憔悴,但眼睛有神,笑容灿烂,穿着朴实,语言交流前期不时张望周围,明显看出其心理存在矛盾和冲突。在我问到她回校后的情况时,她主动描述了整个事件,包括自己如何求助及被抢救的过程。但在描述中,她像是在说别人的故事,描述过程中没有任何情绪起伏,有点像在回答考试的题目。治疗师在与其共同商量后,决定用音乐减压的技术。

在调整姿势时,小寅对躺着十分敏感,最后调整到一个半坐半躺的姿势。考虑她的紧张不安,治疗师决定不采用以往的被动式放松,而用主动式音乐肌肉渐进放松,引导她的每个部位先紧后松,之后播放音乐《内心和平曲》(Yoga Asana Melody Asana)。治疗师引导小寅进入放松状态:"想象一股暖流正在你的脚心酝酿,它正在变得越来越暖,带着神奇的力量,透过你脚掌的每个穴位对身体进行疗愈和滋养,这股暖流经由脚踝来到你的小腿、膝盖、大腿……现在你的全身放松、温暖、滋养"。(此时观察到小寅的眼动以及从眼角溢出的泪水)

随后引导小寅随音乐《山海列国纪—玄武国》(轩辕剑五)进入想象,想象自己的前方是一片大海,并描述自己的感受,下面是来访者的感受节选:

"大海很开阔,海滩上还有一些人在玩……我想要往左前方走,但是怎么走都走不动。"(小寅情绪激动,大量流泪)

"感受一下是什么让你走不动?"

"我不知道……我的身体慢慢变得很大很大,有点膨胀起来了,特别是头部,像是充满了海水,但是周围的人似乎没有看到,他们仍然在玩。"(大量流泪)

在第二首音乐之后,音乐治疗师使用了第三首音乐《秘密》(卡洛儿),引导小寅想象自己在一片树林中,林间有一条小路,慢慢地自己沿着小路一直走,下面是来访者的感受节选:

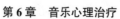

"天哪,前面有一座坟墓,我自己正走在通往这座坟墓的路上,我的旁边和后面还有其他的路,但是我控制不住要往坟墓走……我走进去了!"

"你能看到什么?"

"什么都没有,周围全是泥土压着我,坟墓外面没人,我想出去,我想出去,我不甘心……"(小寅大哭)

最后治疗师对小寅的头部再次做放松训练和音乐想象:"把注意力集中到你头皮的每个细胞,感受它们正在慢慢舒展,头顶有一束光芒直射下来,让你的大脑变得无比澄澈,无比清灵。"

"请慢慢睁开眼睛,适应一下周围的光线!"

小寅睁开眼睛眨了一下,露出灿烂的笑容,她伸了个懒腰,表示自己有种豁然开朗的感觉。

音乐治疗后的讨论:小寅感到自己变得轻松了很多。她提出疑惑:"音乐中有些时候我并不能清楚地看到和知道自己的感觉,但为什么我会一直流泪呢?"治疗师解释这跟她压抑的痛苦情绪得到充分宣泄有关,并引导她自己分析音乐想象的内容。她认为在大海边走不动,被束缚的原因是男朋友一直以来的束缚及遇害当天的无力感,而走进坟墓后又努力爬出来,是因为自己没想到会遇害以及自己遇害后的努力求助,她认为是自己努力救了自己,觉得自己还是很有力量。

【第2次 梳理与父母及已故男友的真实关系】

小寅第二次走进咨询室时描述了她这一周的变化,第一次音乐减压后她整个人都轻松了很多,大多数时候也能够进入学习状态,只是还不能够很好地面对父母。

治疗师使用《浪客剑心抒情插曲》(钢琴吉他合奏版)引导小寅想象对话。乐曲开始时两种乐器分别交替单独演奏,后面是合奏,引导小寅澄清双方真正的诉求。当治疗师问到钢琴和吉他谁是主旋律时,小寅认为钢琴像是自己,而吉他像是父母。自己和父母都有较强的自我主见,所以前半段钢琴是主旋律,后面吉他是主旋律。听第二遍时,在最后的钢琴吉他二者合奏部分她提到了"分离"与"和谐"。她突然领悟到自己最终要与父母分别,奔向属于自己的前方,而父母其实一直在默默地支持,在音乐中她第一次感到自己与父母是那么的一致与和谐。小寅还认识到自己在男友事件发生后对待父母的方式比之前更消极。

看到小寅的反应和状态,治疗师用了另一首含两种乐器的音乐 *The Day I Lost My Love*(Ron Korb)引导小寅想象对话,尝试着梳理她与其他人特别是已故男友的关系。在第一遍音乐中,小寅就痛哭不止,她感觉音乐中比较低沉的乐器就像是男友在说话,在音乐中她第一次如此深刻地理解到男友的困境与无助。音乐的后半部分,小寅流泪减少。音乐停止后,小寅表示她原来以为她会恨他男朋友,现在才发现她一点恨都没有。

【第 3 次　挖掘资源,看清未来】

小寅第三次预约音乐治疗是想巩固治疗效果。在治疗开始时,她高兴地描述了第二次治疗后她与父母之间关系有明显的改善。具体来说,她明显感到不再害怕父母的电话,周末与父母见面时感觉特别亲切,虽然还是无法开口直白地表达对父母想说的话,但语气和行为都有了较大的改变,她也能感觉到父母特别高兴。

治疗师播放音乐《唤醒》(潜意识音乐疗法),引导小寅放松后进行想象:"在音乐中请不要阻止你任何冒出来的想法或场景,你的想象可以集中于你真正想要的是什么。"

"我看到自己在一大片开阔的草坪上看书,阳光洒满我的全身,特别舒服。"

"你在看什么书呢?"

"不知道……天哪,我居然在看我的专业书籍!"

……

回到现实后,小寅惊讶地说:"对,很踏实,这就是我想要的,我想要成为一名医生。原来我一直以为自己想要做翻译,因为我的英语很好。我一直以为现在的专业都是父母逼我选择的,但其实我已经喜欢上了这个专业。"

看到小寅的状态比较好,治疗师用了一首比较积极的音乐 *A Night To Remember*(Peter Sterling),以支持和强化她内心积极的力量。这一次她看到了海边自己跳舞的意向。随着治疗师的询问,她还看到了其他的支持性意向,并澄清了她们分别是同学、室友和陌生人。

回到现实中后,小寅表示她觉得自己很幸福,有很多朋友支持她,她一定会在专业道路上继续前进。

6.6.4　治疗效果评价

一个月后,治疗师对小寅做了电话回访。小寅自述第三次咨询结束后自己的学习状态已经恢复正常,失眠症状有所缓解,被害事件和前男友对自己的影响明显减少,社会功能基本恢复正常。

五个月后,辅导员的反馈中治疗师得知小寅担任了班长,学习和工作均有较好的表现。治疗师对小寅做了当面回访,并对小寅进行心理评估,其 SCL-90 总分 152,总均分 1.87,阳性项目数 54,阳性症状均分 2.15。回访表明小寅已经顺利渡过了心理危机,并且敢于接受新的挑战。

6.6.5 治疗结束 / 总结

在小寅的案例中,音乐引导想象使她能够有勇气和潜能真正面对和体验自己的内心世界。治疗过程中她大量流泪使得负面情绪得到充分宣泄,内心深处的积极力量开始抬头。在第二次治疗的音乐想象对话中,小寅解除了对父母的潜意识矛盾冲突和关于男友的深层内心矛盾,产生新的精神体验。音乐治疗活动激发了她的潜能,使她突破自我,实现了与父母关系的改善。第三次音乐治疗中,治疗师用积极音乐帮助小寅增强了自我,更好地控制了自己的情绪。整个治疗过程使小寅内心深处的积极力量得到强化,深刻体验到了身边的朋友、同学等社会支持,发现自己喜欢上所学专业,找到了继续前行的人生目标。

小寅的案例说明:个体在经历了心理危机事件后,音乐治疗可以缓解其负面情绪,激发个体处理和面对危机事件的潜能,避免更严重的心理问题和心理疾病的出现。同时,音乐治疗还可以增强个体的自信心,使他们能够以积极的心态面对未来。

(林 敏)

(林敏,重庆医科大学心理健康教育与咨询中心教师,国家二级心理咨询师)

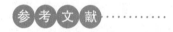

[1] Kessler RC, Berglund P, Demler O, Jin R, Merikangas KR, Walters EE. Lifetime prevalence and age-of-onset distributions of DSM-IV disorders in the National Comorbidity Survey Replication. Arch Gen Psychiatry. 2005 Jun; 62(6): 593-602.

[2] 刘嵋. 音乐团体心理辅导与咨询[M]. 北京:清华大学出版社,2016: 23, 41.

[3] 高天. 音乐心理减压的方法[A]. 中国音乐治疗学会. 中国音乐治疗学会第六届学术年会论文集[C]. 中国音乐治疗学会,2002: 12.

[4] 沈靖. 音乐治疗及其相关心理学研究述评[J]. 心理科学,2003(01): 171-172.

[5] 高天. 音乐治疗导论(修订版)[M]. 世界图书出版公司,2008: 47.

[6] 张勇,崔勇. 高校心理健康教育中的音乐治疗应用探究[J]. 思想理论教育,2015

（01）: 97–100.

［7］蒋怀滨, 张斌, 陈颖, 刘钟林, 邱致燕. 音乐治疗的一般模式及其发展取向［J］. 医学与
哲学（A）, 2015, 36（03）: 39–43.

［8］Phil Joyce & Charlotte Sills 著, 叶红萍等译. 格式塔咨询与治疗技术［M］. 中国轻工业
出版社, 2016.

附录 常见音乐治疗乐器

音乐治疗乐器通常包含旋律类乐器、节奏类乐器和音效类乐器。旋律类乐器是指具有音高的乐器。节奏类乐器是指以敲打、摇动、摩擦等方式发出声响的乐器。音效类乐器是指能够模仿大自然的声音、动物叫声或交通工具等声音的乐器。

旋律类乐器

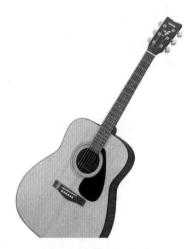

图1 吉他（guitar）

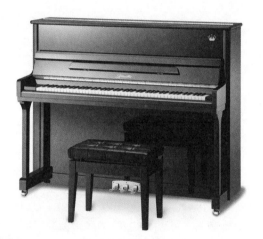

图2 钢琴（piano）

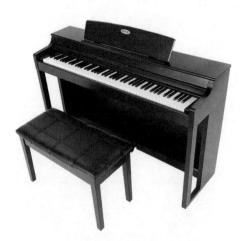

图3 电钢琴（digital piano）

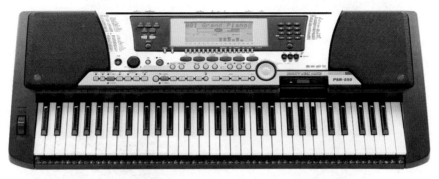

图 4　电子琴（electronic keyboard）

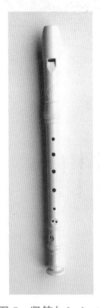

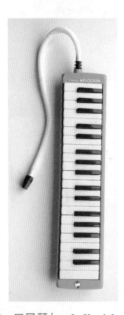

图 5　竖笛（clarinet）　　　　　图 6　口风琴（melodica/pianica）

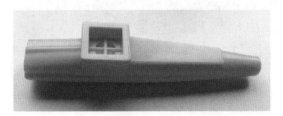

图 7　卡祖笛（kazoo）

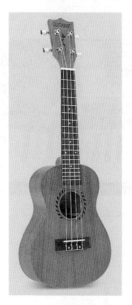

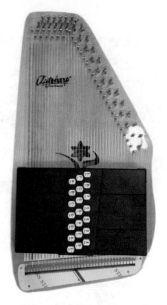

图 8　尤克里里（ukulele）　　　　　　图 9　自鸣琴（autoharp）

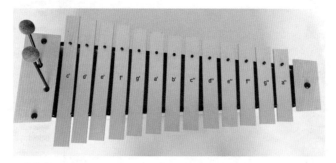

图 10　箱型金属琴（metallophone）

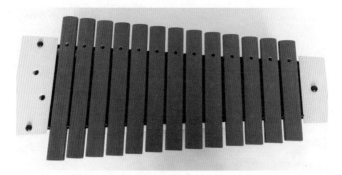

图 11　箱型木琴（xylophone）

节奏类乐器

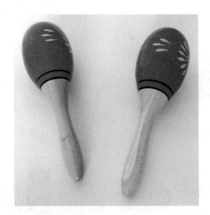

图 12　沙槌（maraca）

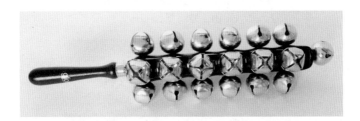

图 13　棒铃（jingle bells）

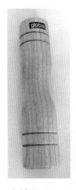

图 14　双响筒（double cylinder）

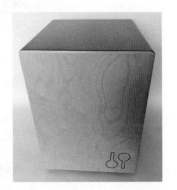

图 15　卡宏鼓（cajón 西班牙语）

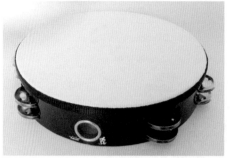

图 16　铃鼓（tambourine）

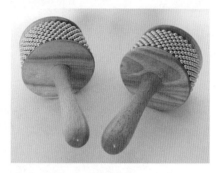

图 17　卡巴萨（cabasa）

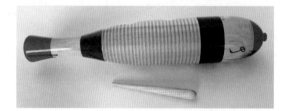

图 18　蛙鸣筒（guiro）

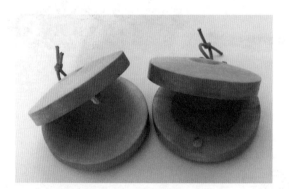

图 19　响板（wooden castanet）

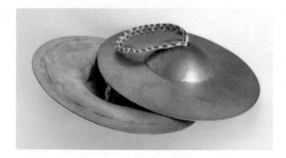

图 20　钹（cymbal）

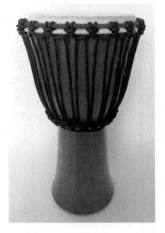

图 21　金杯鼓（djembe）

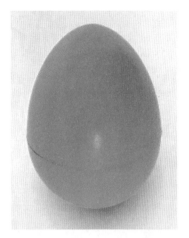

图 22　沙蛋（egg shaker）

音效类乐器

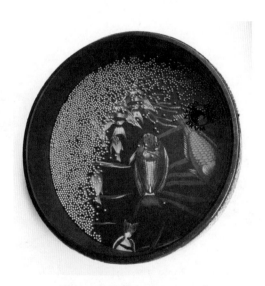

图 23　海洋鼓（ocean drum）

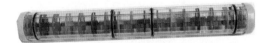

图 24　雨声筒（rainstick）

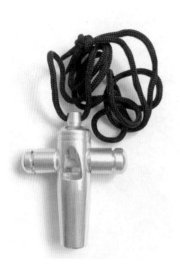

图 25　三音桑巴哨
（samba whistle）

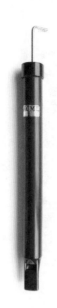

图 26　溜溜笛
（slide whistle）

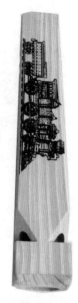

图 27　火车笛
（train whistle）

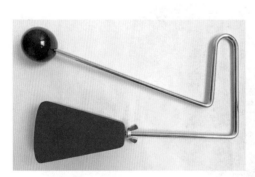

图 28　震荡音效器（vibra–slap/chatter box）

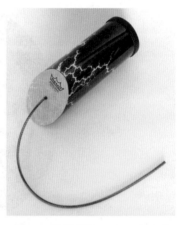

图 29　春雷鼓（thunder tube）